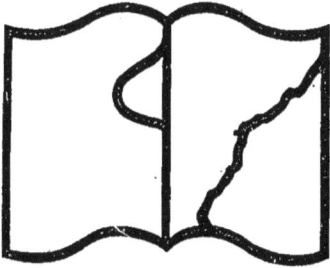

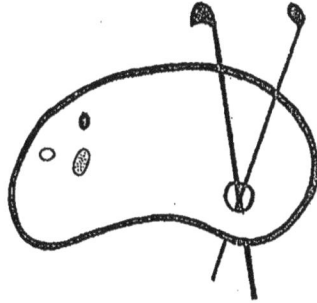

L'AGE DE RETOUR

ET LA VIEILLESSE

Te 20/23

ABBEVILLE. — IMP. BRIEZ, C. PAILLART ET RETAUX

L'AGE
DE RETOUR

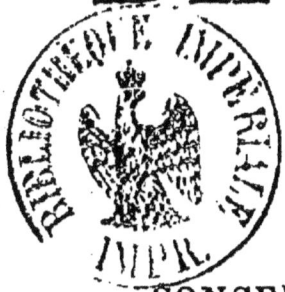

ET

LA VIEILLESSE

CONSEILS AUX GENS DU MONDE

PAR

LE DOCTEUR GUYÉTANT

Chevalier de la Légion d'honneur, Membre de l'Académie de médecine
de Paris, etc., etc., etc.

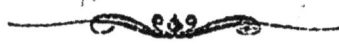

PARIS
P. BRUNET, ÉDITEUR, 31, RUE BONAPARTE
1870

L'AGE DE RETOUR

ET LA VIEILLESSE

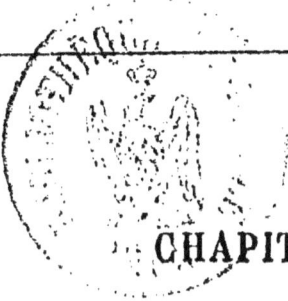

CHAPITRE PREMIER

De la santé. — Des âges; enfance; adolescence ; jeunesse ; âge
viril, âge de retour; vieillesse. — Des sexes; conformation
extérieure de l'homme et de la femme. — Menstruation. — Age
critique.

La plupart des personnes qui sont parvenues à
l'âge mûr désirent arriver à la vieillesse, mais avec
l'espoir qu'elle ne sera pas pour elles un état de
souffrance et de privation. Il en est fort peu, néanmoins, qui travaillent à se la préparer exempte
d'infirmités. Beaucoup ignorent même ou ne connaissent qu'imparfaitement les moyens de prolonger leurs jours, en prévenant les maladies qui
assiégent si communément le déclin de la vie.
Quelques personnes, enfin, se défient des préceptes
de la médecine, et se persuadent qu'ils interdisent
toute jouissance et qu'ils n'imposent que des privations. Ce préjugé, répandu surtout parmi les gens

1

du monde, est trop nuisible aux véritables intérêts de la société, pour ne pas mériter qu'on le combatte avec toutes les armes de la raison, et j'espère qu'il perdra entièrement son crédit auprès de ceux qui auront pris la peine de lire l'ouvrage que je présente au public.

C'est entre quarante et cinquante ans, et même plus tôt pour les sujets d'une constitution faible, qu'il convient de se mettre en garde contre les infirmités de la vieillesse. Les plus imminentes se font déjà pressentir à celui qui a su étudier son tempérament et qui a réfléchi quelquefois sur ses indispositions habituelles.

Parvenu à l'âge de retour, l'homme est, en général, plus attentif à sa santé, c'est-à-dire à l'exercice régulier de toutes les fonctions de notre organisme : c'est dans le but d'enseigner aux gens du monde la marche à suivre pour conserver ce bien si précieux que nous avons résumé, en faveur des personnes des deux sexes qui ont passé l'âge de quarante-cinq ans, tout ce que nos études et notre expérience nous ont appris sur ce sujet.

L'homme peut assurer le maintien de sa santé jusqu'aux limites naturelles de l'existence au moyen de précautions nombreuses et variables, grâce auxquelles le fardeau de la vieillesse lui paraît plus supportable

De la régularité dans le jeu des organes résulte presque toujours l'intégrité des fonctions intellectuelles et par conséquent la santé, c'est-à-dire le bonheur.

DES AGES

Une loi immuable qui entretient l'harmonie de l'univers a fixé des limites à la durée des êtres organisés, et les a soumis à des périodes successives de développement et de dépérissement. Tout ce qui a reçu la vie doit s'accroître, se reproduire, déchoir et mourir. L'homme est sous l'empire de cette condition générale, et son existence présente une série de phénomènes qui, considérés depuis sa naissance jusqu'à la fin de sa carrière, constituent les âges ou les époques de sa vie.

Les poètes, les philosophes et même les médecins les ont comparés souvent aux saisons de l'année, et cette comparaison, qui sourit à l'imagination et donne lieu à de gracieux rapprochements, peut, jusqu'à un certain point, être justifiée dans nos climats. Néanmoins, la sévérité des sciences d'observation ne se prête pas à une division aussi générale et nous emprunterons à Daubenton celle qui nous paraît la plus exacte et la plus simple.

Daubenton divise la vie en six périodes :

1° L'enfance, qui se prolonge de la naissance à la puberté ;

2° L'adolescence, de 20 à 25 ans ;

3° La jeunesse, de 25 à 35 ans ;

4° L'âge viril, se prolongeant de 35 à 45 ans ;

5° L'âge de retour, allant de 45 à 65 ans ;

6° L'âge de la vieillesse, désigné encore sous le nom de caducité, se prolongeant de l'âge de 65 ans à la mort.

La durée de ces diverses périodes est variable à cause des conditions auxquelles elle est soumise; le tempérament, le climat, le mode d'alimentation, par exemple, exercent sur la durée des âges une influence plus ou moins marquée. L'âge de retour forme la transition de l'âge viril à la *vieillesse*, et commence entre quarante-cinq et cinquante ans, pour finir à soixante ou soixante-cinq. C'est au commencement de cette période, que la femme cesse d'être féconde, et que, chez l'homme, le besoin de la reproduction diminue d'une manière sensible sans disparaître entièrement.

Peu à peu l'amour est remplacé par d'autre impressions, telles que la recherche des grandeurs, de la fortune, de la gloire; le sentiment de la famille se développe, l'homme aime alors à se voir revivre dans ses enfants qui l'entourent; puis, peu à peu, l'énergie avec laquelle s'accomplissaient toutes les fonctions venant à diminuer, la vieillesse arrive, d'autant plus pénible que la santé est moins bonne et moins favorisée par les soins assidus dont on doit s'entourer à cette époque de la vie. C'est alors qu'il faut éviter avec le plus grand soin les émotions morales ou physiques trop brusques, les fatigues excessives, les excès de froid ou de chaleur qui peuvent occasionner entre autres affections graves la congestion cérébrale, les rhumes, les fluxions de poitrine, maladies qui sont également causées par les variations subites de température. A l'âge du retour, l'homme doit se couvrir de vêtements plus chauds, ne pas se livrer à des travaux intellectuels trop prolongés et ne pas s'adonner aux jouissances de la table et à l'abus des plaisirs vénériens dont les suites sont souvent funestes aux hommes de cet âge.

DES SEXES

La conservation des espèces est, après celle des individus, le principal objet de la sollicitude du Créateur, qui, dans les êtres organisés les plus

parfaits, et par conséquent chez l'homme, a voulu
que la reproduction exigeât le concours de deux
individus semblables par les traits principaux de
leur organisation, mais différant entre eux en quelques points.

C'est cette différence qui constitue le *sexe*, dont
l'espèce ne se borne pas à un seul organe, mais se
manifeste dans presque toutes les parties de l'é-
conomie par une modification particulière.

Dans le premier âge de la vie, l'homme et
la femme, assujettis aux mêmes fonctions, soumis
aux mêmes besoins et souvent confondus dans les
mêmes jeux, offrent, au premier aspect, une physionomie semblable, le même son de voix et la
même délicatesse d'organisation. Cet état douteux
ne dure pas longtemps : le jeune garçon, plus fort
et plus pétulant que la petite fille du même âge,
ne tarde pas à prendre des formes moins arrondies,
à offrir des muscles plus prononcés, un caractère
plus vif et plus entreprenant, une physionomie
plus animée et exprimant déjà la hardiesse.

C'est vers l'âge de quatorze ou quinze ans que
les premiers signes de la puberté se manifestent
chez l'adolescent dans notre climat ; la voix devient rauque et couverte, passant souvent du grave
à l'aigu, ce qui tient au travail organique qui s'o-
père dans le larynx, dont les dimensions s'ac-

croissent et impriment enfin à la voix le son mâle qu'elle doit conserver. Le cou grossit aussi, surtout en arrière par le développement sensible de la portion de la tête qui correspond au cervelet. Les organes génitaux prennent un accroissement rapide et se recouvrent de poils, ainsi que diverses parties du corps. La poitrine augmente de capacité, la taille s'élève, la peau perd le velouté et la blancheur qu'elle avait dans l'enfance, et le duvet cotonneux qui recouvrait les joues prend de la consistance et devient de la barbe. Le jeune homme éprouve des désirs, jusqu'alors inconnus, qui absorbent quelque temps toutes les facultés de son esprit, et font naître souvent en lui une sorte de mélancolie que prolongent la timidité du jeune âge et les considérations sociales.

La jeune fille, en approchant de la puberté, s'éloigne moins de sa constitution primitive, et conserve plus longtemps les traits gracieux de l'enfance dont le tendre incarnat continue de briller sur son visage. Sa taille est en général plus petite que celle de l'homme, sa charpente osseuse plus délicate. Elle a la poitrine plus saillante, mais moins longue et plus étroite, le bassin plus évasé ; et il résulte de cette disposition que le torse, chez elle, forme une pyramide dont la base est en bas et le sommet en haut, disposition inverse de celle e l'homme, mais qui est en rapport avec les be—soins et la destination de son sexe.

Le système musculaire de la femme est aussi moins développé que celui de l'homme, mais ses mouvements sont plus faciles, plus prompts et plus gracieux. Sa peau, d'un tissu plus fin, a plus d'éclat et de blancheur. Le tissu cellulaire, moins dense et plus chargé de graisse, enveloppe tous les organes, masque les saillies des muscles et des os, et donne aux différentes parties du corps ces con-tours arrondis qui font le charme de nos yeux.

Sa chevelure est aussi plus épaisse, plus longue, et se conserve beaucoup plus longtemps que celle de l'homme.

Telles sont les principales différences que pré-sente, à l'extérieur, la femme comparée à l'autre sexe ; mais il n'y en a pas de moins remarquables dans son organisation interne. Ainsi sa tête est plus petite et son cerveau moins volumineux, mais le volume et le poids de ces organes comparés à ceux du reste du corps sont relativement plus con-sidérables ; son larynx est plus étroit, ses poumons moins développés, le cœur lui-même moins gros et moins ferme ; enfin les organes de la reproduc-tion diffèrent totalement de ceux de l'homme, soit par leur conformation, soit par leurs fonctions.

C'est vers l'âge de treize ou quatorze ans que ces

organes entrent en activité, dans nos contrées, après avoir été, en quelque sorte, dans le sommeil pendant les âges précédents. Ils exercent dès lors une grande influence sur l'état physique et moral de la femme, qui commence à jouir d'une existence nouvelle depuis que, la nature ayant complété chez elle l'accroissement de l'individu, prélude, par une sorte d'exubérance vitale, à la création des êtres destinés à perpétuer l'espèce.

L'admirable faculté que la femme vient d'acquérir s'annonce par une hémorrhagie dont l'utérus est le siége. Cette hémorrhagie, faible d'abord, et imparfaitement assujettie à l'ordre périodique, finit par reparaître avec plus d'abondance tous les mois, et sa régularité est, pendant un certain nombre d'années, le signe, et, pour ainsi dire, la mesure de la santé.

Ce nouvel ordre de fonctions qui s'établit à la puberté, et auquel les autres actes de l'organisme semblent dès lors subordonnés, s'accompagne aussi du développement des mamelles, dont la forme entre essentiellement dans l'idée que nous nous faisons de la beauté, et qui, disposées symétriquement au devant de la poitrine, prêtent à la femme de nouveaux charmes, tout en remplissant la plus utile destination par rapport à l'entretien de l'espèce.

Ces organes de nutrition, préparés pour un nouvel être, ont avec l'utérus les relations vitales les plus étroites. L'état de grossesse y détermine la production du lait. Cette sécrétion, qui coïncide ordinairement avec la suppression du flux menstruel, se soutient pendant l'allaitement, et cesse au retour de l'hémorrhagie périodique, qui annonce une nouvelle aptitude à la conception.

Telle est la succession des révolutions plus ou moins orageuses à travers lesquelles les femmes qui vivent dans l'état de mariage parviennent enfin à l'âge où l'organe reproducteur, perdant la plus grande partie de son énergie vitale, rentre dans l'inaction, et où la compagne de l'homme, entièrement quitte envers l'espèce et revenue à la vie purement individuelle, peut encore se promettre une carrière longue et tranquille.

C'est cette époque de la vie que l'on désigne sous le nom d'*âge de retour* ou d'*âge critique*, crise difficile à traverser et qui, dans nos climats, s'opère de quarante à cinquante ans. Dans quelques cas, cependant, on a vu des femmes continuer d'être réglées et fécondes jusqu'à l'âge de soixante et même soixante-dix ans.

Pour supporter sans accident la période de l'âge critique, la femme doit avoir le courage de se soumettre à toutes les règles de l'hygiène. Ses ali—

ments, dit Rouvière, ses boissons, ses vêtements, ses plaisirs, ses habitudes, enfin tous les agents physiques et moraux qui peuvent faire impression sur elle doivent être réglés avec la plus stricte sévérité.

La femme assez heureuse pour échapper aux périls de cette époque voit s'ouvrir pour elle une nouvelle carrière, moins brillante à la vérité, mais plus tranquille, privée de plaisirs illusoires, mais presque exempte d'infirmités ; juste compensation de ses souffrances précédentes.

Nous étudierons dans un des chapitres suivants, d'une manière toute spéciale, l'âge de retour chez l'homme et chez la femme et les précautions qu'il exige.

CHAPITRE II

TEMPÉRAMENTS

Des diverses espèces de tempérament. — Constitutions — Tempéraments sanguin, nerveux lymphatique, bilieux ; caractères propres à chacun d'eux. — Tempéraments composés. — Règles hygiéniques applicables à chaque tempérament en particulier. — De l'hérédité. — Des habitudes.

Quand on compare attentivement entre elles un certain nombre de personnes adultes, on s'aperçoit bientôt qu'indépendamment des attributs qui caractérisent leur sexe, et qui viennent d'être exposés, il existe entre elles des différences qui se manifestent sensiblement, soit au physique, soit au moral, sans compromettre l'entretien de la santé, et qui dépendent de la prédominance relative de tel ou tel système d'organes.

« Les tempéraments, dit Hallé, sont des différences entre les hommes, constantes, compatibles avec la conservation de la santé et de la vie, dues à une diversité de proportion et d'activité entre les diverses parties du corps, et assez importantes pour modifier l'économie. »

Il ne faut pas confondre le tempérament avec la constitution.

« Tout homme, a dit M. Royer-Collard, est
« doué primitivement et originellement d'une con-
« stitution propre, distincte du tempérament pro-
« prement dit........ La constitution est le fond de
« la nature individuelle ; le tempérament en est
« la forme plus ou moins durable. »

« La constitution, ajoute le même auteur, est la
« formule générale de l'organisation particulière
« de chaque individu. »

Il existe quatre espèces de tempéraments : 1° le tempérament sanguin ; 2° le tempérament ner-veux ; 3° le tempérament lymphatique ; 4° le tem-pérament bilieux

Le tempérament sanguin reconnaît pour carac-tères les signes extérieurs suivants : cheveux noirs ou châtains, visage coloré, peau fine et rosée, embonpoint médiocre, pouls plein, les fonctions s'exercent avec facilité et régularité. Les hommes d'un tempérament sanguin ont des passions vio-lentes, un penchant marqué pour les plaisirs de l'a-mour.

Bon, franc, courageux et vif, l'homme qui jouit du *tempérament sanguin* aime ses semblables et s'en fait aimer. Il fait le charme de la société, où il brille souvent par les agréments de son esprit, l'heureuse facilité de sa mémoire, par son imagination et souvent par son génie. Platon, Marc-Antoine, Henri IV, le duc de Richelieu, Buffon et Mirabeau présentaient le tempérament sanguin.

Lorsqu'à la prédominance du système sanguin se joint un développement proportionné du système musculaire, soit par l'effet de l'organisation primitive, soit par l'habitude des exercices du corps et du régime, il en résulte le plus haut degré d'énergie vitale auquel l'homme puisse atteindre. Ce tempérament est caractérisé par une conformation athlétique et tous les signes de la vigueur et de la force. La tête est petite en comparaison du reste du corps, le cou renforcé, les épaules larges, la poitrine ample ; les muscles sont très saillants et leurs intervalles fortement prononcés. Au milieu de ces masses charnues, les articulations paraissent fort petites, et les tendons se dessinent parfaitement à travers la peau qui les recouvre et sous laquelle rampent des veines très-développées.

La sculpture antique nous a laissé, dans l'Hercule Farnèse, le modèle des attributs physiques de cette constitution, et ce que la Grèce racontait des exploits de ce demi-dieu est conforme à ce que l'observation des médecins a constaté du caractère moderne.

Le tempérament sanguin prédispose aux in-flammations ou à des hémorrhagies qui en sont or-dinairement le préservatif, mais qui dégénèrent fréquemment en habitude, ce qui mérite une grande attention.

Les passions exaltées et les exercices du corps trop prolongés sont nuisibles aux personnes de ce tempérament ; l'habitude de la bonne chère les dispose à prendre trop d'embonpoint, et, quand ce tempérament est porté à l'excès, ce n'est qu'avec une grande circonspection qu'elles par-viennent à conserver leur santé et à pousser loin leur carrière.

La pâleur, la maigreur, la mobilité et l'expres-sion de la figure sont les caractères du tempéra-ment nerveux qui se reconnaît encore aux signes suivants ; muscles peu développés ; complexion chétive et sèche, développement du front, vivacité du regard, énergie et rapidité des mouvements alternant avec un état plus ou moins considérable d'affaiblissement physique et moral. Les personnes nerveuses perçoivent les impressions plus vive-ment et plus facilement que celles qui jouissent d'un autre tempérament, leurs organes génitaux fonc-tionnent avec une activité considérable.

Le tempérament nerveux prédispose à une grande mobilité de caractère. Tantôt sombres, rêveurs et inquiets, tantôt gais et pétulants, les hommes nerveux sont doués d'une imagination vive et déréglée, ainsi que d'une extrême suscep - tibilité. Ils ont beaucoup d'exigence, de timidité et de méfiance, et leurs traits de singularité touchent quelquefois à la folie.

L'histoire nous offre deux exemples remarquables du caractère propre au *tempérament nerveux* dans Tibère et dans Louis XI, ces tyrans cruels et pusillanimes dont Tacite et Philippe de Commines nous ont si fidèlement retracé les astucieuses scé- lératesses, la profonde hypocrisie et les inquié- tudes continuelles.

D'un autre côté, les annales des sciences, des lettres et des arts, ainsi que le fait obser- ver l'illustre Pinel dans son *Traité de la Manie,* ont fait connaître des hommes nerveux d'un ca- ractère différent : doués d'un sens exquis, d'un tact délicat, dévorés d'un ardent enthousiasme pour le beau, capables de le réaliser dans de riches conceptions, vivant avec les hommes dans une réserve voisine de la défiance, analysant avec soin toutes leurs actions, saisissant dans le senti- ment jusqu'à ses nuances les plus délicates, mais prompts aux interprétations défavorables, et voyant tous les objets à travers le prisme lugubre de la mélancolie. Tels ont été, parmi beaucoup de

poëtes, de philosophes et de savants moins célèbres, le Tasse, Pascal, Jean-Jacques Rousseau,
Gilbert, Zimmermann, Alfieri, Robespierre, etc.

Le tempérament nerveux est plus commun chez
la femme que chez l'homme et gagne en intensité
à mesure que l'âge augmente.

Le tempérament lymphatique se reconnaît aux
caractères suivants : nez, oreilles et lèvres développées outre mesure, altération des dents, pâleur des membranes muqueuses, joues rouges par
plaques, volume exagéré des mains et des pieds,
peau blanche, yeux bleus ou gris peu expressifs,
chairs molles, cheveux tantôt roux, tantôt blonds
et fins. Les individus qui présentent ce tempérament ont le pouls lent, faible et mou, la respiration lente, l'appétit peu prononcé, et ils sont capables de supporter longtemps la faim.

Les *lymphatiques* ont, pour la plupart, un penchant insurmontable à la paresse ; ils répugnent
aux travaux de l'esprit comme aux exercices du
corps, ne sont pas très-enclins aux plaisirs de
l'amour, et ont peu d'aptitudes aux affaires, par
défaut d'imagination, de mémoire et d'attention.

Ils ont du reste le jugement droit et sûr, le caractère affable et doux. Esclaves de l'habitude, ils
trouvent le bonheur dans l'apathie, et ne connaissent point les passions violentes. Aussi leurs

noms sont-ils rarement inscrits dans les fastes de l'histoire.

Les individus lymphatiques résistent moins bien que les autres à l'influence des maladies et contractent aussi plus facilement un certain nombre d'affections parmi lesquelles il convient de citer les maladies des paupières et des oreilles, les rhumes, les inflammations d'intestins, la diarrhée, etc. Le traitement des maladies est aussi plus difficile, car un grand nombre d'entre elles tendent à devenir chroniques.

Le tempérament bilieux présente les caractères suivants : activité des forces digestives, physionomie exprimant la hardiesse, yeux noirs, vifs, étincelants, visage sec et brun exprimant l'intelligence, développement inusité des principaux viscères et du système osseux, cheveux noirs et raides, quelquefois crépus, les membres ne sont pas agréablement arrondis et présentent même une certaine rudesse dans les formes ; les muscles superficiels se dessinent sous les téguments, les vaisseaux sanguins sont très-saillants, le pouls est fort, dur et fréquent. L'ambition, l'opiniâtreté, la persévérance dans les résolutions formées, l'éminence des talents, l'impétuosité des passions forment le fond du caractère des gens à tempérament bilieux.

C'est parmi les hommes de ce tempérament

qu'on trouve les fameux conquérants, ceux qui ont commandé l'admiration des peuples par des entreprises grandes et hardies, ou qui les ont étonnés par les profondes combinaisons d'un génie funeste au monde. Alexandre le Grand, Jules César, Brutus, Mahomet, Sixte-Quint, Cromwell, Pierre le Grand et Napoléon présentaient les attributs d'un tempérament essentiellement bilieux.

Les maladies du foie, celles des intestins, sont avec les hémorrhoïdes les affections les plus communes chez les individus bilieux.

Outre les tempéraments que nous venons de décrire, il existe des tempéraments composés, c'est-à-dire que chez un certain nombre de personnes on rencontre les tempéraments associés deux à deux. Parmi les tempéraments composés, il convient de citer : le tempérament sanguin-lymphathique, le tempérament sanguin-nerveux et le tempérament lymphatico-nerveux.

RÈGLES HYGIÉNIQUES APPLICABLES A CHAQUE TEMPÉRAMENT EN PARTICULIER.

Les personnes douées d'un tempérament sanguin doivent éviter l'usage des boissons alcooliques et stimulantes : le café, le thé et les liqueurs de toute sorte ne peuvent que leur nuire, elles useront d'une nourriture peu nutritive et peu abondante : nous indiquerons dans le cours de notre ouvrage les aliments et les boissons qui leur conviennent plus spécialement, ainsi qu'aux autres tempéraments.

Les saignées ne sont d'un bon effet que lorsqu'elles sont pratiquées quand les symptômes d'une affection grave se présentent, mais nous blâmons fortement l'habitude contractée par un grand nombre de gens qui se font saigner tous les ans au commencement du printemps. Le sang se répare et se reconstitue avec une telle rapidité, que, en quelques jours, l'effet de la saignée est anéanti et que là où on croyait trouver un soulagement, on ne trouve le plus souvent qu'une plus grande gêne et une aptitude plus prononcée à la pléthore sanguine.

Les gens d'un tempérament sanguin éviteront d'habiter les appartements peu aérés et trop fortement chauffés, ils rechercheront l'exercice au grand air, les longues promenades, la chasse et toutes les fatigues corporelles qui ont pour effet de détruire une certaine quantité de ce sang trop riche dont ils ont à craindre un certain nombre d'accidents.

Les émotions morales trop violentes sont très-funestes aux individus d'un tempérament nerveux, ils doivent donc éviter tout ce qui est capable de les surexciter. Chez eux, l'exercice modéré du corps doit remplacer la vie intellectuelle, ils useront d'aliments et de boissons toniques, tels que : les viandes saignantes, le vin de Bordeaux et laisseront complétement de côté les boissons alcooliques; nous leurs recommandons d'user avec modération des boissons stimulantes telles que le thé et le café. Nous avons eu très-souvent l'occasion d'observer la salutaire influence des douches et des bains froids sur les personnes nerveuses, nous ne saurions trop en recommander l'usage fréquent.

Quant aux tempéraments lymphatiques, ils exigent pour se modifier un régime bien entendu et rigoureusement observé. Ainsi, les règles suivantes conviennent à tous les individus doués de ce tempérament :

1° Usage longtemps continué des toniques tels que : le vin de quinquina, l'huile de foie de morue;

2° Exercice quotidien au grand air, et autant que possible en restant exposé aux rayons du soleil ;

3° Séjour dans une habitation élevée, bien aérée, sèche et située autant que possible à la campagne, loin de toute émanation nuisible telle que celle qui provient des marais et, en général, de tous les lieux humides;

4° La nourriture doit se composer de viandes saignantes, quelquefois de légumes frais ; la boisson consistera en vins fortifiants tels que les vins du midi coupés avec de l'eau de bonne qualité ; usage de boissons stimulantes, café, thé, liqueurs spiritueuses en petite quantité.

Les personnes à tempérament bilieux auront à s'assujettir aux règles suivantes :

1° Éviter les fortes émotions morales et les excès de table ;

2° N'user que d'aliments peu excitants et éviter l'abus des liqueurs alcooliques ;

3° Prendre beaucoup d'exercice ;

4° Combattre la constipation au moyen de purgatifs légers (aloès 0,20 centigrammes par jour).

DE L'HÉRÉDITÉ

« Hérédité, dit Becquerel, signifie une disposition en vertu de laquelle certains états physiologiques ou pathologiques des parents se transmettent aux enfants par voie de génération. »

Les tempéraments, les constitutions, la durée de la vie, la forme physique, la taille, les ressemblances intellectuelles elles-mêmes, quand le carac-

tère n'a pas subi les modifications que peut apporter l'éducation, se transmettent souvent dans les
familles. Nous n'entrerons pas dans les nombreux
détails que comporte cette question si intéressante,
nous nous contenterons seulement de dire que la
constitution que les enfants ont reçue de leurs parents peut être modifiée par l'hygiène quand cette
constitution présente des défauts.

DES HABITUDES

L'habitude est pour les vieillards plus que pour
des personnes encore jeunes, une seconde nature,
et ce serait vouloir rechercher le danger que d'essayer de les déraciner; plus l'habitude est invé-
térée, plus on rencontre d'inconvénients quand on
veut rompre avec elle. Ce n'est qu'en procédant
graduellement et avec beaucoup de circonspection
que les personnes âgées se débarrasseront des habitudes qui leur sont préjudiciables.

CHAPITRE III

Le corps de l'homme n'est pas plutôt parvenu à son plus haut point de perfection, qu'il commence à déchoir ; mais son dépérissement est d'abord insensible, et ne se manifeste, pendant quelque temps, que par moins d'aptitude au mouvement, plus de propension au repos, et par le changement de couleur des cheveux et de la barbe, qui passent par les diverses nuances du gris pour arriver plus tard au blanc pur.

L'époque de ce changement de couleur présente au reste de grandes variations ; car il est des individus dont les cheveux blanchissent de très-bonne heure, lors même qu'ils n'ont point été livrés à des contentions pénibles de l'esprit ni à des affections tristes de l'âme.

C'est entre quarante-cinq et cinquante ans que

l'on observe, chez la plupart des hommes, ces premiers signes de dégradation physique qui se prononcent de plus en plus à mesure qu'on avance, et caractérisent cette époque de la vie qui n'est pas encore la vieillesse, mais qui la précède immédiatement, et que Daubenton et Hallé ont nommée l'*âge de retour*.

Alors la circulation, sensiblement ralentie, devient plus égale et plus régulière ; il se dégage un peu moins de chaleur animale, mais l'embonpoint qu'acquièrent à cette époque la plupart des hommes en favorise la conservation.

Les muscles perdent graduellement de leur contractilité, et deviennent moins propres aux mouvements rapides, quoique jouissant encore de beaucoup de force. L'absorption diminue sensiblement ainsi que la plupart des sécrétions, mais l'exhalation de la graisse augmente. Le corps n'éprouve plus autant le besoin de se réparer et l'activité de la nutrition diminue, mais l'estomac peut recevoir des excitants une énergie qui dissimule cette diminution ; et comme l'accroissement de nos organes est terminé, que l'exercice musculaire est déjà ralenti, et que la dépense est moindre dans notre économie, il en résulte que l'assimilation s'applique alors à l'augmentation de la pléthore sanguine et au développement du tissu graisseux.

Le besoin de la reproduction cesse d'être impérieux chez la plupart des hommes ; quoique énergique encore, il ne se fait plus sentir que par intervalles, et la raison en réprime de plus en plus l'aiguillon.

Le coït chez les vieillards est beaucoup plus dangereux que chez les jeunes gens. Nous ne croyons pouvoir mieux faire que de reproduire, au sujet du coït chez les vieillards, les sages observations du professeur Becquerel.

« Chez les vieillards, dit ce savant hygiéniste,
« cet acte est suivi de graves accidents, qui sont,
« en particulier, les congestions et les hémorrha-
« gies cérébrales, l'apoplexie pulmonaire.......
« On voit quelquefois la rupture du cœur, ou celle
« des portes anévrismales de l'aorte...... Une
« syncope plus ou moins grave est encore un des
« accidents qui peuvent se développer en pareil
« cas. Les vieillards doivent donc s'abstenir du
« coït. Quant à fixer l'âge, cela est difficile ; il dé-
« pend de beaucoup de circonstances, qui sont la
« constitution robuste, l'abstinence observée pen-
« dant une partie de la vie, la bonne santé anté-
« rieure, l'absence d'excès. Lorsque ces condi-
« tions se présentent, l'âge où l'on doit cesser le
« coït est nécessairement reculé, tandis que dans
« les circonstances contraires il est avancé. On peut,

« en tout cas, fixer en moyenne à soixante ans le
« maximum de l'âge auquel l'homme doit cesser
« d'exercer le coït. En général, du reste, le sen-
« timent de ce besoin ne se fait guère sentir que
« dans la période moyenne de la vie, et tout ce
« qui dépasse ce terme entraîne souvent des dan-
« gers.

« ...... On doit proscrire le plaisir et ne per-
« mettre cet acte que comme satisfaction d'un be-
« soin. Par malheur, les circonstances dénaturent
« cette sensation ; on en fait une chose habituelle
« qui, sous ce rapport, occasionne des besoins
« factices et souvent dangereux. A défaut de con-
« ventions sociales et d'intérêts moraux, il y a de
« très-bonnes raisons en faveur de la chasteté et
« de la continence..... Oui, il y a de grands avan-
« tages à ne se livrer au coït que quand le besoin
« s'en fait sentir ; il y a de grands avantages à ne
« pas provoquer des besoins artificiels par une ha-
« bitude ou des stimulants appropriés........ Mais
« cette doctrine ne plaît à personne, et le plus
« grand nombre ne consent pas à se soumettre au
« régime que nous préconisons. Dès l'adolescence,
« les sociétés, les lectures, l'exemple de chacun,
« excitant les désirs des jeunes gens des deux
« sexes, la puberté est provoquée, accélérée par
« tous les moyens imaginables ; le délire des pas-

« sions accroît ce feu, et la déplorable facilité
« que l'on trouve partout à satisfaire ce besoin
« impérieux augmente son exigence, et ne permet
« pas d'y résister. Il est vraiment triste d'entendre
« dire à des jeunes gens de quinze à dix-huit ans
« qu'ils ne peuvent se passer de femmes, et le dé-
« goût que cause cette dépravation morale plus
« encore que physique ne peut être égalé que
« par celui que produit la lubricité d'un grand
« nombre de vieillards. De part et d'autre il y a
« une honteuse aberration de sensibilité, qui en-
« traîne les lésions les plus graves.

« Le coït n'appartient donc qu'à la période
« moyenne de la vie, alors qu'il y a nécessité pour
« l'homme de se donner des successeurs et de per-
« pétuer son espèce. Ce besoin physique reçoit
« une impulsion plus rapide, par suite du senti-
« ment moral qui détermine un choix, une prédi-
« lection spéciale.

« La sensation de plaisir qu'occasionne le coït
« a toujours été considérée comme ayant une in-
« fluence très-grande sur l'état du cerveau ; on
« sait, en effet, qu'après des excès dans ce genre,
« les facultés intellectuelles sont notablement af-
« faiblies, que les sens eux-mêmes sont dans le
« même cas, et que, par conséquent, c'est le cer-
« veau lui-même qui souffre de cette violation

« d'un bon régime. D'un autre côté, l'accom-
« plissement régulier et modéré de cette impor-
« tante fonction a de notables avantages, et beau-
« coup d'hommes doués d'une certaine énergie
« vitale, ne peuvent s'en abstenir longtemps sans
« un trouble évident de toutes les fonctions sen-
« sitives. »

On voit d'après les lignes qui précèdent quelle
prudence et quelle modération les hommes arrivés
à l'âge de retour doivent apporter dans l'exercice
de leurs fonctions sexuelles.

L'imagination est moins active à l'âge de retour
que dans les âges précédents, mais le jugement,
qui se perfectionne sans cesse, vient dédommager
l'homme de la perte de quelques illusions.

C'est à cet âge aussi qu'il devient plus attentif à
sa santé et en apprécie mieux le bienfait. Dans la
jeunesse, on jouit sans réflexion de toutes les pré-
rogatives de l'existence, et la santé paraît être une
chose si naturelle alors, que l'on s'arrête bien
rarement à l'idée de pouvoir en être privé ; mais
peu d'hommes arrivent à cinquante ans sans avoir
éprouvé quelque maladie: le souvenir qu'ils en conservent, joint au sentiment du déclin des forces
et à la prévoyance de l'avenir qui domine
alors la pensée, commence à exciter quelque
sollicitude en eux et à leur suggérer des pré-

2.

cautions auxquelles ils n'avaient pas encore songé.

Quoique l'âge de retour ne soit pas marqué chez l'homme par une révolution aussi sensible que celle qui a lieu dans l'autre sexe, il n'en est pas moins vrai que l'espèce d'équilibre qui constitue la santé commence, à cette époque, à éprouver, ou du moins à faire pressentir quelque rupture, et qu'il est très-important de remédier aux premiers désordres qui tendent à s'établir dans l'organisme, si l'on veut prolonger le règne de la santé jusque dans l'âge le plus avancé, et procurer à l'homme toute la durée d'existence que comporte son organisation.

La première attention d'un homme raisonnable qui est parvenu à l'âge de retour, et qui veut obtenir de la vie tous les avantages que le Créateur y a attachés, doit donc être d'observer l'état général de sa santé, s'il ne l'a fait plus tôt, ainsi que d'étudier son tempérament et sa manière d'être individuelle.

Il reconnaîtra qu'il jouit d'une santé parfaite, si toutes ses fonctions s'exécutent avec facilité et lui procurent habituellement le sentiment agréable de son existence. Dieu, en effet, a attaché à presque tous les actes de l'organisme qui ont un but utile, une sensation de plaisir que l'habitude émousse jusqu'à un certain point, et tend à ramener à l'indifférence, mais qu'on perçoit avec délices quand on a été privé quelque temps de la santé, ou lorsque, dans un doux recueillement et à la faveur du calme absolu des passions, on oublie toutes les choses du dehors pour s'écouter soi-même et pour se sentir vivre.

Comme à l'âge de retour l'homme jouit encore de la constitution qui lui est propre, et qu'il a perfectionné, dans l'exercice de la vie, l'art de l'observation qui est une de ses plus précieuses facultés, il ne lui sera pas difficile de rapprocher tout ce qui, dans le passé comme dans le présent, peut l'éclairer sur son organisation physique et morale, et de comparer le résultat de cet examen scrupuleux avec les caractères des divers tempéraments.

Les hommes sanguins reconnaîtront leur tempérament et sauront quelles sont les affections qui les menacent aux signes que nous avons indiqués antérieurement au chapitre des tempéraments.

Les personnes de ce tempérament qui, à l'âge de retour, éprouvent le bénéfice d'hémorrhagies habituelles par des voies convenables, comme les narines et l'anus, doivent être fort attentives à ce que ces évacuations ne viennent à se supprimer, parce qu'il serait à craindre qu'elles ne fussent remplacées par des hémorrhagies internes plus ou moins dangereuses, ou par des inflammations développées dans les viscères les plus importants.

La suppression des hémorrhoïdes, surtout quand l'écoulement du sang existe depuis longtemps pouvant amener des désordres graves, il convient d'en surveiller les suites.

Parmi les exemples nombreux que nous pourrions citer de l'influence qu'exerce, chez certains individus, le flux hémorrhoïdal sur la santé, sur le caractère et sur les déterminations de la volonté, j'en connais peu de plus remarquables que le fait suivant dont j'ai été témoin :

Un religieux sexagénaire, avec lequel j'étais lié d'amitié, et qui réunissait au tempérament sanguin le plus caractérisé une stature athlétique, était, depuis longtemps, sujet au flux hémorrhoïdal d'autant plus utile pour lui que, livré à des études sédentaires qu'interrompaient seulement quelques herborisations pendant la belle saison, il jouissait d'un grand appétit et fréquentait une très-bonne table d'hôte. A la fin d'un hiver pendant lequel il avait pris fort peu d'exercice, il vint nous voir pour nous confier que, depuis quelques semaines, il était en proie à de vives et continuelles inquiétudes, se croyant en butte à de sourdes machinations de la part des personnes qui l'entouraient, et dont la conduite ainsi que la physionomie lui annonçaient les plus mauvaises dispositions envers lui. Ce pauvre vieil-

lard était tombé dans cette sombre méfiance dont
J.-J. Rousseau a été l'une des plus célèbres victimes, ne voyant autour de lui qu'intrigues et
conspiration contre son repos, quoiqu'il n'eût rien
à se reprocher, et il allait jusqu'à craindre que
l'on attentât à sa vie par l'empoisonnement ou l'as-
sassinat.

Après avoir entendu ses longues et tristes dolé-
ances, nous lui demandâmes des nouvelles de sa
santé et particulièrement de ses hémorrhoïdes dont,
depuis trois mois, il était entièrement débarrassé.
Soupçonnant alors la véritable cause de son trouble
moral, nous parûmes entrer dans ses idées, lui
conseillant de prendre quelques mesures de sûreté
contre ses prétendus ennemis, et lui promettant
de suivre nous-même le fil des intrigues secrètes
dont il se croyait l'objet, et de les déjouer. Mais
nous exigeâmes de lui qu'il fût, à son tour, docile
à nos avis, et que, dès le lendemain, il se fît appliquer au fondement une vingtaine de sangsues
dont il laisserait saigner les piqûres sur un bain
de vapeur. Il nous promit tout, et sortit en sou-
pirant et en nous conjurant de l'aider à échapper
aux embûches dont il était environné.

Le surlendemain de cette confidence, nous
vîmes entrer chez nous ce religieux avec une figure épanouie et radieuse. L'application des

sangsues avait fait merveille ; après avoir perdu beaucoup de sang, le voile sombre à travers lequel tous les objets lui paraissaient lugubres s'était complétement déchiré. Il reconnaissait tout ce que ses craintes, sa défiance et ses soupçons avaient eu d'injuste et de ridicule : mais il ne pouvait concevoir la promptitude de la révolution qui s'était faite dans ses idées.

Depuis lors, avec l'attention de ne jamais laisser passer un mois sans provoquer ou suppléer le flux hémorrhoïdal quand il s'était interrompu, de suivre un régime plus sobre et surtout de renoncer à la vie sédentaire, ce respectable religieux n'a plus connu la méfiance, à laquelle ne le portaient d'ailleurs ni son tempérament ni son caractère.

Indépendamment des précautions qu'ils doivent prendre pour écarter tout ce qui peut supprimer ces pertes de sang habituelles, et pour les rétablir très-promptement ou les remplacer par la saignée générale ou locale, les personnes âgées doivent travailler sans cesse à diminuer le besoin de ces hémorrhagies, en prévenant la pléthore sanguine par l'exercice du corps pris sans excès et sans trop de fatigue, mais d'une manière soutenue et progressive pour les individus qui en ont été privés depuis longtemps.

Pour des hommes qui ne peuvent se livrer à des

travaux manuels, la gymnastique, si vantée par les anciens, et que plusieurs médecins de nos jours ont eu le bon esprit de remettre en crédit et de perfectionner, leur offre des ressources précieuses. Ils peuvent en trouver aussi dans l'habitude des frictions pratiquées chaque jour, et pendant un temps convenable, sur toute l'étendue du corps.

Les hommes qui sont doués du tempérament bilieux ont en général un appétit bien prononcé et une digestion rapide, ce qui les dispose à prendre beaucoup plus d'aliments que le corps n'en exige à l'âge du déclin, surtout lorsqu'il n'est pas exercé par un travail journalier. Les hommes commettent cette erreur avec d'autant plus de facilité, qu'après avoir usé de mets très-substantiels et avoir bu des vins très-généreux, sans en éprouver d'inconvénients immédiats, ils peuvent croire n'avoir pas dépassé les bornes de la modération. Ce n'est qu'après avoir suivi quelque temps un pareil régime que leur santé commence à s'altérer ; et, toujours abusés sur la véritable cause de cette altération qui diminue peu à peu les forces musculaires et le sentiment de bien-être qu'exaltait momentanément chez eux la bonne chère, ils croient n'avoir à combattre que la faiblesse, et recherchent de plus en plus les aliments substantiels et les vins généreux. C'est de cette manière que se préparent et s'établissent ces gastrites et ces hépatites chroniques si communes, à l'âge de retour, chez les hommes amis de la joie et des festins, et qui sont, comme on dit dans le monde, de bons vivants et d'aimables convives.

Parmi les autres affections si nombreuses qui menacent l'homme qui a mené cette existence, il ne faut pas oublier l'apoplexie.

Ceux qui survivent traînent une douloureuse existence dans les tourments de l'asthme, de la goutte, de la gravelle, du catarrhe de la vessie, ou dans une situation plus triste encore aux yeux des hommes, l'aliénation mentale.

Il n'y a aucun autre préservatif de tai. .s maux qu'un régime sobre, plus végétal qu'animal, combiné avec une juste proportion d'exercices du corps et de travaux de l'esprit. Ces derniers, qui ne sont jamais nuisibles à la santé quand on ne s'y livre pas avec excès, ont généralement pour résultat de contre—balancer les penchants aux jouissances purement matérielles et de faire naître insensiblement le goût de plaisirs plus délicats.

Les hommes qui parviennent à l'âge de retour avec les dispositions physiques et morales du tempérament nerveux auront à éviter toutes les causes capables d'agir sur leur système nerveux.

Il faut nécessairement les soustraire au travail

énervant de la pensée et à l'impression de sujets tristes dont ils aiment à se repaître. Pour atteindre ce double but, rien n'est plus efficace que de les astreindre à un exercice journalier et à des occupations manuelles. Le travail du corps entretient les forces physiques, en même temps qu'il les répartit plus également entre tous les organes. C'est d'ailleurs le frein le mieux éprouvé contre les passions et les déréglements de l'imagination.

A l'âge de retour, les hommes chez lesquels domine le tempérament nerveux, doivent redoubler de soins pour retarder les progrès d'une détérioration contre laquelle la nature affaiblie n'offre plus désormais que peu de ressources.

Ceux qui ont consumé trop rapidement leur vie, ou dans les jouissances prématurées des sens ou dans de longues contentions d'esprit, ou dans ces deux excès réunis, peuvent quelquefois encore s'arrêter à temps utile au bord du précipice creusé sous leurs pas.

Mais le plus difficile est de rompre d'anciennes habitudes, et les personnes nerveuses surtout, quand elles s'occupent de travail intellectuel, ne sont pas faciles à convaincre. Elles aiment en général à raisonner avec leur médecin et à réfuter ses arguments, quand elles ne sont pas tombées dans cet excès de crainte, de faiblesse d'esprit et de pusillanimité qui est l'état le plus triste et le plus affligeant auquel l'homme puisse descendre.

Les individus nerveux sont en effet exposés plus que les autres aux écarts de l'imagination qui altèrent et faussent le jugement. Leur excessive sensibilité se prête à une foule d'impressions dont ils ne conservent d'ordinaire que les plus fâcheuses pour s'en repaître jusqu'à satiété. Dans la marche inégale que la prédominance nerveuse imprime à la machine, il est rare qu'ils maintiennent dans des limites compatibles avec l'état de santé les deux principaux ressorts de la vie, la faculté de sentir et celle d'agir. La première, qui s'exalte sans cesse par l'abus qu'ils en font, s'épuise prématurément ou finit par absorber l'autre. Dans les deux cas, une alternative continuelle d'activité désordonnée et d'abattement profond use la trame de l'existence ; l'ennui consume la vie, tout fatigue et déplaît, et l'imagination ne représente plus les choses que sous l'aspect le plus triste. L'amour-propre, qui suit tous les progrès de la susceptibilité nerveuse, est blessé par toutes les apparences qui prêtent à une fâcheuse interprétation ; l'homme nerveux devient indifférent pour les succès, tandis qu'il est excessivement sensible aux moindres revers, et se révolte à l'occasion des plus légères critiques. De là cette irritation contre la société, ce dégoût du monde et ce désir de la solitude.

Outre les exercices du corps et la modération dans les travaux de l'esprit, qui sont les deux garanties principales de la santé chez les hommes à tempérament nerveux, ils doivent s'imposer, à l'âge de retour, une réserve extrême dans l'usage des plaisirs de l'amour, qui les épuiseraient promptement, et se garder de confondre avec l'aiguillon du besoin naturel, des désirs qui seraient le produit d'une imagination ardente et déréglée.

Le régime débilitant et le régime excitant ne conviennent ni l'un ni l'autre aux personnes nerveuses, nous les engageons donc à user en même temps d'aliments de facile digestion, tels que les viandes blanches, les légumes frais et à éviter l'abus des mets excitants et des liqueurs spiritueuses. Les bains pris fréquemment leur produiront un effet salutaire et au lieu de s'adonner aux travaux intellectuels, ils prendront fréquemment de l'exercice ; la chasse, la gymnastique, les longues promenades sont d'excellents moyens pour substituer à l'énergie morale et à l'activité intellectuelle qui leur est nuisible, la force musculaire qui leur est salutaire.

Les hommes dont le tempérament est lymphatique doivent se prémunir, à l'âge de retour, contre les catarrhes chroniques, qui ne sont autre

chose que des inflammations lentes, ayant leur
siége dans telles ou telles parties des membranes
qui tapissent intérieurement les cavités en contact
avec l'air que nous respirons, avec les aliments
que nous prenons, et de celles qui revêtent l'intérieur des voies urinaires et de l'appareil génital.
Ces membranes qu'on nomme muqueuses, à raison
du fluide plus ou moins épais qui les lubrifie, en
fournissent une quantité beaucoup plus grande
dans certaines circonstances ; de là ces secrétions
anormales qui, par leur surabondance, causent
tant d'incommodités aux personnes d'un certain
âge, et sont le phénomène le plus apparent de l'irritation catarrhale.

Les sujets lymphatiques sont d'autant plus inté-
ressés à prévenir ou à combattre, dans l'âge de retour, ces diverses affections, que, une fois arrivés
à la vieillesse, ils ne peuvent plus s'en débarrasser
et qu'ils en sont de plus en plus tourmentés. Le
catarrhe des poumons est d'autant plus dangereux
quand on l'a négligé pendant longtemps, qu'indépendamment de la gêne croissante qu'il produit
dans la respiration, il dégénère fréquemment en
phthisie pulmonaire, maladie dont la marche est
rapide à l'âge de retour et dans la vieillesse.

Le catarrhe de la vessie est une des maladies
que l'on doit le plus redouter au déclin de l'âge,

parce que, une fois établi, il devient bien difficile d'en obtenir la guérison.

Rien n'est plus propre à prévenir les affections catarrhales que d'entretenir la régularité de la transpiration insensible par des bains de propreté pris de temps en temps, par des frictions journalières, par l'usage de la flanelle portée immédiatement sur la peau, et de se garantir soigneusement du froid et des variations subites de la température.

Pour améliorer, ou du moins pour conserver leur santé, les hommes d'une constitution lymphatique doivent combattre sans cesse l'apathie qui leur est naturelle et qui les éloigne des exercices du corps. Ils doivent craindre aussi l'usage prolongé des stimulants, pour lesquels ils ont du penchant, et qui leur procurent instantanément une vigueur nouvelle, mais dont l'effet consécutif est de leur faire contracter sourdement des lésions organiques d'une marche fort lente, et qui ont fait déjà d'immenses progrès lorsqu'ils y donnent quelque attention.

Le tempérament lymphatique prédisposant plus particulièrement aux effets du froid, ceux qui présentent ce tempérament devront être vêtus chaudement, éviter les changements brusques de température, choisir une habitation bien aérée, bien

sèche et autant que possible située sur un lieu
élevé et exposé aux rayons du soleil. L'exercice que
prendront les personnes lymphatiques doit être
proportionné à leurs forces ; elles feront de longues
promenades à la condition toutefois que le temps
sera sec ou chaud, car rien ne leur est plus nuisible que l'humidité. Quant aux aliments, les
viandes noires rôties et peu cuites associées à
quelques légumes frais leur conviennent particulièrement ainsi que les vins généreux et le vin de
quinquina. Aussitôt qu'une indisposition légère
annoncera chez eux le début d'un coryza, d'une
bronchite ou de toute autre affection, quelque légère qu'elle soit en apparence, ils auront immédiatement soin de garder la chambre et de recourir
aux lumières d'un médecin, afin que l'affection,
promptement enrayée dans sa marche, ne puisse
devenir chronique et se perpétuer ainsi d'une manière indéfinie.

L'âge de retour, pour celui qui l'observe attentivement, annonce déjà, ou fait du moins pressentir les infirmités que nous réserve un âge plus
avancé, et l'on conçoit facilement combien il importe de prévenir ou de combattre, à temps utile, les
maladies qui sont de nature à s'aggraver par les seuls
progrès de la vie, et dans le traitement desquelles
l'art de guérir le mieux dirigé, sera de moins en

moins secondé par la réaction salutaire d'un organisme qui s'affaiblit déjà, et tend à se détériorer
de jour en jour.

L'homme soigneux de sa santé et tant soit peu
exercé à s'observer lui-même se livrera donc, sans
plus tarder, à l'examen scrupuleux de toutes ses
fonctions, pour découvrir celle dont le dérangement est le plus prochain, et lui porter secours.

Sa première attention se fixera sur les organes des
sens, dont le bon usage répand tant de charmes sur
l'existence. Tout le monde sait en effet qu'en avan-
çant en âge les deux sens les plus nécessaires au
bonheur de l'homme civilisé, la vue et l'ouïe, perdent
de plus en plus de leur activité, et sont exposés à
diverses altérations dont quelques-unes peuvent être
prévenues ou modifiées avantageusement. Je n'en-
trerai point ici dans le détail des précautions à
prendre pour conserver le plus longtemps possible
l'intégrité de ces précieux organes, me réser-
vant d'en traiter, avec le développement convenable,
dans un chapitre de cet ouvrage.

Si l'homme auquel je suppose le désir d'éloigner
de lui toutes les infirmités qui s'aggravent dans la
vieillesse, est affecté de quelque maladie de nature
à réclamer les secours de la chirurgie, comme
certaines tumeurs gênantes, susceptibles d'accroissement ou de dégénération, les hernies, les ulcères,

les fistules, les caries, le rétrécissement de certains conduits naturels, et particulièrement celui
de l'urètre, le plus commun de tous, les corps
étrangers susceptibles d'extraction, la pierre par
exemple, la cataracte formant obstacle à la vision,
s'il est, disons-nous, affecté de quelqu'une de ces
maladies, il n'ajournera pas leur traitement à un
âge plus avancé, et ne réservera pas pour la vieillesse certaines opérations dont les chances sont
moins favorables, à mesure que l'on s'éloigne de
l'âge de la vigueur.

Il cherchera aussi à se délivrer le plus complétement possible des maladies internes dont il pourrait se trouver atteint à l'âge de retour, et se prêtera
à tout ce qu'un médecin éclairé lui conseillera pour
empêcher qu'elles ne se prolongent indéfiniment
sous la forme chronique. Il sera particulièrement
attentif à combattre et à prévenir les maladies du
cerveau, le catarrhe pulmonaire, les maladies du
cœur et des poumons, l'asthme, l'inflammation
lente de l'estomac, des intestins, du foie, des reins
et de la vessie. Il surveillera très-attentivement
la goutte, le rhumatisme, et le flux hémorrhoïdal,
si commun à l'âge de retour; il se tiendra en garde
contre la suppression brusque de ces maladies,
ainsi que contre celles des éruptions anciennes de
la peau.

Une autre attention que doivent avoir les hommes parvenus à l'âge de retour qui veulent prendre quelque soin de leur santé et prolonger leur carrière, c'est d'abandonner et les localités malsaines qu'ils habiteraient encore et les professions insalubres dans lesquelles ils se trouveraient engagés. Lors même que l'habitude les aurait prémunis contre l'influence nuisible de ces professions dont leur santé n'aurait pas souffert sensiblement, ils ont lieu de craindre qu'à l'époque où la réaction de l'organisme contre les impressions délétères commence à s'affaiblir, ils ne supportent plus aussi bien une manière d'être qui souvent prépare par degrès insensibles la ruine inévitable de la santé.

Il nous est d'autant mieux permis d'espérer que nos conseils, à cet égard, pourront être écoutés du plus grand nombre, qu'à l'âge de retour la plupart des hommes ont assuré leur existence pour l'avenir, et acquis, par le travail, l'honorable droit de vivre un peu plus pour eux-mêmes.

Ils se retireront donc des professions qui s'exercent dans des lieux bas et humides, de celles qui exposent à des émanations ou vapeurs délétères, ou qui emploient habituellement des matières nuisibles et des professions qui fatiguent trop certains organes ou qui en condamnent un trop grand nombre à l'inaction.

9,

Telles sont les précautions générales que doit prendre l'homme parvenu à l'âge do retour, s'il veut conserver longtemps ses forces, sa santé et se préparer une heureuse vieillesse.

CHAPITRE IV

DE L'AGE DE RETOUR CHEZ LA FEMME, ET DES SOINS QU'IL EXIGE.

Suppression des règles ; signes précurseurs de la suppression du flux périodique ; effets ; influence de la vie antérieure sur la période de l'âge critique ; précautions à prendre à cette époque. — Soins à donner en moral et au physique. — Complications régime, vêtements.

Après avoir brillé de tout l'éclat de la jeunesse et de la beauté, la femme arrive, ainsi que l'homme, mais un peu plus tôt que lui, à l'époque du déclin. C'est ordinairement, dans nos contrées, entre quarante-cinq et cinquante ans que les premiers signes de l'âge de retour se manifestent chez elle par la diminution et l'irrégularité de l'hémorrhagie périodique, dont la première apparition lui avait ouvert la carrière de la fécondité, et dont la suppression définitive lui enlève la faculté de se reproduire et la réduit à son existence individuelle.

Si cette époque remarquable dans la vie de la femme est soumise à de grandes variations à raison du climat, du genre de vie et du tempérament, on observe du moins une certaine uniformité dans la durée de l'espace qui sépare la première et la dernière menstruation. La plupart des femmes, en effet, sont réglées pendant une trentaine d'années, soit que la puberté ait devancé l'âge de dix ans, comme dans les régions les plus chaudes du globe, soit qu'elle ait été retardée jusqu'à vingt ans, comme dans les contrées du nord.

Cette première annonce du déclin surprend quelquefois la femme au milieu d'une santé si florissante encore, que des doutes peuvent s'élever sur la cause de la suppression qu'elle éprouve, et que la plus grande circonspection doit présider alors aux soins qu'exige son état.

C'est dans cette circonstance qu'un médecin prudent et expérimenté sera nécessaire pour distinguer le cas possible d'une grossesse commençante, d'une interruption accidentelle des menstrues ou de leur cessation naturelle, et qu'une femme privée de conseils éclairés se gardera bien de recourir à des remèdes perturbateurs, mais attendra du temps seul la confirmation ou la ruine de ses espérances.

En général, les signes de la suppression naturelle du flux menstruel sont la diminution graduelle de cette hémorrhagie, son irrégularité, les variations, soit pour les époques, soit pour la quantité du sang qui s'écoule. Il se passe souvent deux, trois, six mois, quelquefois même plus, sans qu'il en paraisse ; puis l'hémorrhagie se renouvelle avec plus ou moins d'abondance et à des intervalles inégaux. Elle se montre quelquefois avec un caractère alarmant de violence, et d'autres fois elle est comme remplacée par un écoulement blanc ou sanguinolent, que la nature semble ne produire que pour rendre plus insensible et moins brusque le changement qui s'opère dans l'économie de la femme.

Pendant cette période, qui comprend quelquefois un espace de plusieurs années, divers désordres se manifestent dans certaines fonctions : il y a souvent trouble de la digestion, spasmes du conduit alimentaire, douleurs dans les lombes, bouffées de chaleurs, maux de tête, palpitations du cœur, gêne de la respiration, névralgies variées, sommeil agité, rêves fatigants, etc. Tous ces phénomènes n'ont rien d'étonnant pour ceux qui connaissent les sympathies qui unissent l'utérus à presque tous les organes de l'économie et les effets qui doivent résulter d'un afflux plus considérable de sang vers le cœur, les poumons et le cerveau.

Plus la nature emploie de temps à opérer la cessation complète du flux menstruel, moins les

femmes ont à craindre la suite de cette suppression, qui exige plus de précautions chez les tempéraments sanguins et les personnes accoutumées à
la bonne chère et à la mollesse, que chez les
femmes livrées à une vie exercée et à un régime
frugal. Pour celles-ci l'on n'a ordinairement rien
à faire, et c'est heureusement le plus grand nombre.
Mais pour les premières, qu'on rencontre surtout
dans les rangs élevés de la société et parmi les ha-
bitantes des villes, le secret de l'art est, le plus
souvent, de les ramener, par divers moyens, à la
condition des secondes.

Il n'est pas douteux que l'époque où un organe,
après avoir pendant une trentaine d'années tenu en
quelque sorte dans sa dépendance toute l'économie
de la femme, perd entièrement son influence et se
trouve réduit à sa vie de nutrition, ne soit une
époque marquée par une grande perturbation vitale. Il n'y aurait là que la cessation d'une hémorrhagie ancienne et habituelle, que cette circonstance seule pourrait être l'occasion de plusieurs
maladies amenées, la plupart, par certaines pré-
dispositions. Il n'est donc pas étonnant que l'é-
poque de la cessation des règles soit redoutée par
la plupart des femmes, qu'elle coïncide fréquemment avec l'invasion de quelques maladies
graves, et que, pour cette raison, on la con-

naisse généralement sous le nom d'*âge critique.*

Il faut avouer cependant que les frayeurs qu'elle inspire sont fort exagérées. N'accusons pas légèrement la nature de traiter en marâtre la plus intéressante moitié du genre humain, et de lui réserver des maux cruels pour prix de sa fécondité, au bout d'une carrière remplie par tant de sacrifices et de dévouement. Non, l'*âge critique* n'est point le signal de cette effrayante invasion de maladies que rêve sans cesse l'imagination troublée d'un grand nombre de femmes. Pour celles qui ont vécu selon les lois de la nature et de la raison, qui ont échappé à l'empire tyrannique des passions par l'habitude du travail, de la tempérance et des vertus domestiques; pour celles qui ont su trouver dans les jouissances d'un chaste hymen et le doux exercice des devoirs de la maternité la récompense d'une conduite pleine de sagesse et de modération; pour de telles femmes, dis-je, la cessation des règles n'est pas une maladie : c'est un effet aussi naturel que leur apparition ; et cette vérité se manifeste tous les jours chez les femmes du peuple et celles de la campagne, parmi lesquelles on ne voit guère de malades que celles qui ont mené une vie irrégulière, ou qui, séduites par les douceurs de l'aisance, se sont imprudemment rapprochées de la mollesse et de l'intempérance des villes.

Quant aux femmes chez lesquelles de graves infractions aux lois de la nature, des passions déréglées, des abus ou des écarts de régime, l'oisiveté, des affections antérieures, des accouchements laborieux, des suites de couche négligées ont fait naître soit dans l'utérus, soit dans les principaux viscères, une irritation ou des congestions morbides, ces femmes sont effectivement menacées de voir à l'époque de la cessation des règles, se développer des maladies plus ou moins graves. Mais ce qui prouve que, dans nos contrées, le nombre de femmes menacées de semblables maux est moins grand qu'on ne le pense généralement, ou que l'on parvient souvent à les y soustraire, c'est que, d'après les statistiques sur la mortalité en France, l'âge de quarante à cinquante ans, qui est si redouté par les femmes, n'est guère plus dangereux pour elles que pour les hommes eux—mêmes.

Il résulte de toutes ces considérations, que l'époque de la cessation du flux menstruel n'est pas aussi meurtrière qu'on le croit communément et ne mérite pas d'inspirer tant de craintes. Toutefois nous approuvons les précautions auxquelles les femmes se soumettent volontiers à cette époque, pour conserver leur santé et augmenter leurs chances de longévité.

Il est, en effet, d'observation que beaucoup de femmes, débarrassées définitivement du tribut menstruel, éprouvent dans leur constitution un changement avantageux qui double leurs forces et les affranchit de plusieurs incommodités.

L'activité vitale qui animait les organes de la reproduction, dont la nature n'a plus besoin, se reporte fréquemment sur le système digestif et les agents de l'assimilation. La circulation devient plus énergique, et un sang plus abondant pénètre les vaisseaux capillaires de la peau, ce qui lui communique une teinte rosée qui simule quelquefois la fraîcheur de la jeunesse. D'un autre côté, une nutrition plus énergique donne lieu à l'accumulation de la graisse dans le tissu cellulaire, imprime même un nouveau développement au sein, et rend, pour un temps, aux femmes une partie de leurs attraits.

Bien plus, on voit renaître, en quelque sorte, celles qu'une menstruation trop abondante retenait dans un état habituel de langueur, et l'âge de retour leur donne, pendant quelques années, à la faveur d'un agréable embonpoint, l'apparence d'une seconde jeunesse. Je connais des femmes qui n'ont joui d'une santé parfaite qu'après avoir passé l'*âge critique*, et qui, à cinquante ans, avaient réellement plus de force et de fraîcheur qu'à trente.

Mais enfin la main du temps, qui avait été jusque-là bien légère, commence à se faire sentir de cinquante-cinq à soixante ans, et beaucoup plus tôt chez les femmes accoutumées à des travaux pénibles et journellement exposées aux intempéries de l'air, que chez celles qui, au sein des villes, ne se sont jamais livrées à de rudes exercices, ont pris soin de leur santé, se sont préservées du hâle, et ont su conserver un embonpoint modéré, sans lequel il n'y eut jamais ni fraîcheur ni beauté.

A cette époque, les femmes qui n'engraissent pas outre mesure perdent bientôt cet épanouissement et cette fermeté du tissu cellulaire auxquels leur corps devait de si gracieux contours. La peau perd aussi de sa douceur et de sa souplesse ; des rides la sillonnent dans quelques parties du visage et du cou, et la carnation présente déjà quelques teintes d'un jaune pâle qui s'étendent de plus en plus et finissent par remplacer les roses de la jeunesse. La chevelure, devenue moins épaisse, subit aussi une décoloration, qui est plus tardive chez certaines personnes que chez d'autres, et qui est le signe le moins certain de l'affaiblissement du corps.

Enfin la nature ayant atteint son but, et n'attendant plus rien de la femme pour la propagation de l'espèce, néglige les attraits désormais inutiles dont elle l'avait parée et lui inspire d'autres goûts et d'autres désirs. Celui de plaire par les agréments de la figure et d'attirer tous les regards cède insensiblement au besoin du bonheur domestique, qu'elle sait mieux apprécier et sentir.

Quant aux soins que réclame l'âge de retour chez les femmes, celles qui veulent passer, sans danger, cette période souvent orageuse de la vie, ne doivent pas attendre le dérangement ou la suppression complète de la menstruation pour prendre quelques précautions.

Une femme prudente et soigneuse de sa santé commencera, aux approches de sa quarante-cinquième année, et même beaucoup plus tôt, si elle a été réglée de bonne heure, à s'observer davantage et à réformer dans sa manière de vivre et dans sa nourriture ce qu'il pourrait y avoir de défectueux. C'est alors qu'elle étudiera avec attention son tempérament, ses habitudes et ses dispositions individuelles. Elle rappellera le souvenir des maladies auxquelles elle a été plus particulièrement sujette dans tout le cours de sa vie, et surtout à l'époque de la première menstruation, pour éclairer sur tous ces points le médecin chargé de la direction de sa santé.

C'est à cette époque aussi qu'elle observera avec plus de régularité que jamais les préceptes de l'hygiène, en ce qui concerne son sexe et sa constitution, et qu'elle aura soin de prévenir ou de combattre, sans délai, toute maladie à laquelle elle serait prédisposée, ou dont elle éprouverait actuellement l'atteinte, afin d'arriver à l'époque de la cessation des règles sans y apporter de complication, et sans avoir à craindre l'exaspération de quelque affection antérieure, sous l'influence de cette révolution décisive.

Les femmes dont la première menstruation a été difficile et précédée de cet état de langueur qu'on désigne vulgairement sous le nom de pâles couleurs; celles qui sont restées sujettes à des spasmes ou à des douleurs à chaque époque menstruelle; celles qui ont eu des avortements, des accouchements laborieux, des suites de couche graves et prolongées ; celles qui, pourvues de beaucoup de lait, n'ont pas eu le bonheur de nourrir leurs enfants, ou qui n'ont pu recevoir, pendant leurs couches, les soins nécessaires au rétablissement parfait de leur santé; celles qui ont depuis longtemps des fleurs blanches, ou dont les règles sont habituellement très-abondantes ; celles qui sont fort ardentes pour les plaisirs des sens, ceux de l'amour en particulier, et qui vivent dans le tourbillon du monde, entourées sans cesse de tout ce qui peut exciter la sensibilité physique et morale; toutes les femmes placées dans de semblables circonstances doivent redoubler de soins et de précautions aux approches de l'âge critique, et se mettre de bonne heure sous la direction d'un médecin sage et expérimenté pour traverser avec moins de danger une époque, qui, dans de telles conjonctures, peut être fort orageuse.

Il en sera de même pour les femmes qui sont menacées de congestion sanguine au cerveau, dont les poumons, ou dont le cœur, très-développé, est doué d'une grande énergie de contraction.

Quant à celles qui, plus heureuses, ont joui toujours d'une santé parfaite et n'éprouvent l'influence d'aucune des circonstances que nous venons d'énumérer, leur attention doit se borner, aux approches de l'époque qui nous occupe, à éviter tout excès de nourriture, toute boisson stimulante, comme le vin généreux, le café, les liqueurs alcoolisées, tout dérangement de la transpiration, et l'impression du froid, mais particulièrement celle du froid humide.

Elles auront grand soin de continuer les exercices du corps, si elles s'y adonnaient déjà, ou d'en contracter par degrés l'habitude, si elles étaient livrées à une vie trop sédentaire, et ne craindront même pas de pousser ces exercices jusqu'à un commencement de lassitude, surtout si elles sont chargées d'embonpoint et douées d'un tempérament plus lymphatique que sanguin ; mais l'exercice du cheval et celui de la danse sont ceux qui leur conviennent le moins dans cette circonstance.

Elles éviteront les appartements trop chauds et es grandes assemblées où l'on respire un air étouffé. Dans la saison froide, elles préféreront les feux de cheminée à la chaleur des poëles, et n'auront pas recours aux chaufferettes, dont les émanations en favorisant la congestion de l'utérus et le relâchement des parties génitales externes, disposent aux pertes de sang et aux fleurs blanches.

Dans la vue de favoriser la transpiration insensible, les femmes qui approchent de l'époque qui nous occupe doivent s'entretenir la peau dans une grande propreté, par des bains agréablement tièdes et pris avec modération, par des lotions fréquentes et par des vêtements convenables à l'état de la saison, qui aient la propriété de conserver la chaleur du corps, de le garantir des vicissitudes atmosphériques, des changements brusques de la température, et d'absorber promptement les produits de la transpiration.

Il est bien important que, chez les femmes exposées à subir prochainement la révolution de l'âge, ces vêtements, souvent trop serrés, n'apportent aucun obstacle à la circulation du sang, et qu'ils ne laissent pas exposée à l'impression de l'air, dont la température est si variable dans nos climats, une grande partie de la poitrine et des épaules, qui, couvertes ordinairement dans le simple négligé, n'en sont que plus sensibles à l'action du froid et de l'humidité, lorsque, pour satisfaire au caprice de la mode, les femmes, dans leurs jours de parure, ont l'imprudence de se décolleter. Les femmes montrent tant de goût dans l'arrangement de leur toilette, qu'elles trouveront facilement le moyen de concilier l'aisance des mouvements et le besoin d'une douce chaleur que réclame la santé, avec la décence et la grâce qui président chez elles à l'art de voiler les formes sans les cacher. Elles éviteront surtout la compression outrée du ventre et de la poitrine, qui, plus souvent qu'on ne le pense, dispose à certaines affections du sein et de l'utérus et prépare ces maladies cruelles qui font le désespoir de tant de femmes et qu'on ne saurait trop chercher à prévenir.

Elles éviteront aussi les lits de plume; un coucher trop mou, trop chaud, fait affluer le sang vers les organes génitaux, excite des désirs qu'il serait imprudent de satisfaire sans une grande réserve et qu'il convient plutôt de calmer, dispose enfin les femmes à prendre trop d'embonpoint et à contracter une susceptibilité nerveuse qui est l'occasion de beaucoup de maux.

Il est nécessaire d'entretenir à cette époque la liberté du ventre et de prévenir la constipation, soit par un régime alimentaire approprié, soit par des lavements émollients, soit par l'usage des bouillons relâchants, du petit-lait, des laxatifs doux ; mais il faut éviter soigneusement, dans ce cas, les purgatifs qui contiennent de l'aloès qui, en augmentant l'irritabilité de l'utérus et y faisant affluer le sang, produiraient un effet contraire à celui qu'on doit chercher à opérer.

Comme la susceptibilité nerveuse ne peut que s'accroître pendant la révolution qui se prépare, il faut travailler d'avance à la modérer, et, dans cette vue, les femmes qui approchent de l'âge de retour doivent éviter tout ce qui peut ébranler les sens et l'imagination, procurer des émotions vives; tenir l'esprit dans un état continuel de tension, comme certains spectacles, certaines lectures capables d'exciter ou de rappeler les passions. Celle de l'amour, qui se réveille quelquefois chez les femmes sanguines ou nerveuses à l'âge de retour, et toujours au détriment de leur santé, doit être combattue par tous les moyens physiques et moraux dont l'expérience a fait reconnaître l'efficacité. Il faudrait, s'il était possible, en éloigner jusqu'au souvenir, et que le cœur des femmes, pour qui le besoin d'aimer est de tous les âges, ne s'ouvrît plus désormais qu'à la douce amitié, à la bienfaisante commisération et aux tendres sentiments de mère et d'épouse.

Elles se trouveront bien alors de renoncer aux plaisirs bruyants du monde, aux assemblées nombreuses, aux veilles prolongées. Retirées dans le sein de leurs familles, où elles vont concentrer toutes leurs affections, elles feront en sorte d'y mener une vie occupée et d'y trouver des distractions agréables au milieu d'une société choisie. Elles se coucheront de bonne heure, n'abuseront pas du sommeil, vaqueront aux soins domestiques, feront de l'exercice en plein air, repousseront de leur esprit toute crainte exagérée, maintiendront leur âme dans le calme qui convient à la raison comme à la santé, et, en observant sans une précision trop minutieuse les règles de conduite qui viennent d'être tracées, elles attendront sans inquiétude la révolution qui se prépare.

Chez les femmes placées dans de semblables conditions, cette révolution s'opère souvent d'une manière insensible et sans accidents qui soient de nature à exiger des soins particuliers.

La menstruation reste quelquefois soumise à son cours périodique, et la quantité de l'écoulement diminue par degrés jusqu'à la cessation complète

4.

des règles. C'est le cas le plus favorable, parce que l'organisme s'accoutume à la cessation d'une fonction qui tient la plupart des autres sous sa dé-pendance.

Il en est à peu près de même lorsque la quantité de l'écoulement restant égale, ou diminuant un peu à chaque époque, les intervalles qui séparent ces époques se prolongent par degrés et dans une proportion presque uniforme. Cet état de choses qui peut durer un an, deux ans et même plus, est assez ordinaire aux femmes d'un tempérament sanguin ou lymphatique ; il n'apporte aucune altération à leur santé et les préserve ordinairement des engorgements de l'utérus.

Mais il en est autrement quand les règles cessent très-promptement et surtout lorsqu'elles se suppriment tout d'un coup, comme il arrive quelquefois chez les femmes d'une constitution nerveuse.

On doit être aussi sur ses gardes lorsque les époques menstruelles sont accompagnées de spasmes, de douleurs, de gonflement à l'utérus et de symptômes hystériques, ainsi que lorsqu'il survient, au milieu des irrégularités de la menstruation, des pertes de sang longues, opiniâtres, quelquefois habituelles, ou des fleurs blanches qui redoublent périodiquement, et qui, se prolongeant, minent les forces et conduisent au marasme.

Lorsqu'on n'a pas eu l'avantage de préparer, quelque temps d'avance, une femme à passer de la manière la plus douce son époque critique, il faut, dès les premiers dérangements de la menstruation, redoubler de soins pour prévenir les maladies auxquelles elle pourrait être prédisposée, ou pour empêcher que les incommodités antérieures dont elle serait encore affectée, ne s'exaspèrent par le dérangement que subit une des fonctions les plus importantes de son économie.

Comme les femmes sanguines sont les plus exposées aux congestions, aux inflammations et aux hémorrhagies internes, elles auront besoin de recourir à la saignée dès que quelques époques leur auront manqué, cependant l'usage de la saignée a souvent d'immenses inconvénients et l'avis d'un médecin expérimenté est dans ces cas plus que jamais nécessaire, aussi les malades ne devront jamais agir sous leur propre impulsion, l'homme de l'art seul est apte à reconnaître s'il est urgent de tirer du sang, quelle quantité il faut en faire sortir et combien de fois on doit pratiquer cette opération : avant d'en venir là, il faut essayer de suppléer à la saignée par l'exercice prolongé jusqu'à la fatigue. Les femmes d'un tempérament nerveux, et, particulièrement celles qui sont prédisposées à l'hystérie et dont chaque époque menstruelle est marquée par des douleurs utérines plus ou moins vives, prendront également de l'exercice, éviteront les émotions morales vives et rechercheront tous les moyens de se distraire sans fatiguer cependant le corps.

Si la diminution ou la suppression momentanée de la menstruation exige certaines précautions à l'âge de retour, le flux immodéré des règles ne mérite pas moins d'attention.

On l'observe le plus ordinairement chez les femmes sanguines qui vivent dans l'abondance et qui sont accoutumées à des évacuations copieuses. Quand elles viennent à perdre leurs règles trop brusquement, ou lorsque leurs époques menstruelles se trouvent réduites à un flux trop modique, elles sont exposées aux vertiges, à l'oppression, aux palpitations du cœur, à l'inflammation des yeux, de la gorge, aux hémorrhoïdes, à l'érysipèle, au rhumatisme, à la goutte même.

Mais elles sont sujettes aussi à des pertes énormes, qui exigent une grande surveillance et ne doivent en général être réprimées que par degrés et au moyen de simples précautions hygiéniques, comme le repos absolu du corps, le calme de l'esprit; le silence, la situation horizontale dans un lit frais et un peu dur, au milieu d'un apparte—

ment vaste où l'air soit fréquemment renouvelé.

On aura recours à une nourriture légère, quelques bouillons ou potages composeront toute l'alimentation, aux boissons fraîches légèrement acidulées, telles que l'orangeade et la citronnade, aux potions calmantes, et, enfin on combattra la constipation par des purgatifs légers tels que la limonade ou citrate de magnésie prise à la dose de un verre à Bordeaux le matin seulement ; l'application sur le bas-ventre de compresses imprégnées d'eau froide procure quelquefois une grande diminution dans la quantité de sang qui s'écoule, puis enfin, on peut avoir recours aux injections astringentes ou au tamponnement· mais là, le concours du médecin est indispensable, autant pour surveiller la marche de la maladie que pour en prévenir les suites, car ces écoulements abondants sont quelquefois les symptômes d'affections ayant pour siége l'utérus et ses annexes.

Les bains entiers pris à une température peu élevée dans les intervalles de la menstruation, peuvent rendre de grands services aux femmes irritables, en procurant une détente générale.

Mais il faut bien se garder d'employer des bains tièdes aux époques de l'écoulement, qui ne pourrait qu'en être augmenté ; ce qui aurait les inconvénients reprochés avec juste raison aux grandes évacuations sanguines chez les femmes nerveuses et délicates.

Quelquefois ces pertes immodérées dépendent d'une lésion organique de l'utérus ; l'évacuation sanguine est alors accompagnée de douleurs, de chaleur, et les femmes sentent comme des traits de feu qui leur traversent le bassin dans différentes directions et vont aboutir au milieu des cuisses ou vers la partie la plus saillante des fesses. Dans ce cas il est bien important de s'assurer de l'état véritable de l'utérus pour y porter remède avant qu'il y ait désorganisation.

Il faut procéder aussi à cet examen toutes les fois qu'une perte blanche, un écoulement de mucosités sanguinolentes ou puriformes, fatiguent depuis longtemps les femmes et les font maigrir et pâlir ; car beaucoup de celles qui croient n'avoir que des fleurs blanches ordinaires, ont un écoulement purulent de l'utérus ou du vagin.

Les femmes exposées à des règles immodérées ou à de grandes pertes doivent observer soigneusement les préceptes donnés au commencement de ce chapitre, s'abstenir d'aliments succulents ou aromatisés, de boissons spiritueuses, de café, etc.

Elles éviteront les lits trop mous, les appartements trop chauds, les travaux fatigants, les se-

cousses de la voiture, la danse, l'équitation, les
veilles prolongées, les émotions vives, le chant ;
tout ce qui peut accélérer la circulation vers l'utérus, comme les bains de pied, une chaleur trop
forte appliquée aux extrémités inférieures, les
plaisirs de l'amour, les substances aromatiques,
les médicaments excitants, l'aloès, la scammonée,
etc., etc.

Il arrive quelquefois, chez certaines personnes,
que les règles continuent de paraître beaucoup au
delà de l'époque ordinaire de leur cessation chez
la plupart des femmes. Tant que cette évacuation
est régulière et qu'il ne se manifeste aucun dérangement dans la santé, il ne convient pas de chercher à en arrêter le cours ; mais c'est une raison de
plus pour surveiller de très-près l'état des femmes,
et pour les astreindre sévèrement aux préceptes de
l'hygiène, car la prolongation extraordinaire de la
menstruation est fréquemment le signe d'une maladie de l'utérus.

Lorsque, après avoir diminué graduellement ou
avoir subi des variations et des interruptions plus
ou moins fréquentes pendant un certain temps, le
flux menstruel quitte enfin la femme pour ne plus
reparaître, celle-ci ne doit pas se croire dispen-
sée, désormais, de toute précaution. C'est le moment, au contraire, où l'intérêt de sa santé exige

qu'elle s'observe le plus, surtout si les attributs du tempérament sanguin dominent dans sa constitution, si elle était accoutumée à des évacuations abondantes, et si elle vit dans l'inaction en usant d'une nourriture succulente.

Dans ce cas, il est nécessaire que les femmes soigneuses de leur santé, suivent avec plus d'exactitude encore qu'à aucune autre époque le régime dont nous leur avons tracé les règles principales au commencement de ce chapitre, car la cessation de l'hémorrhagie périodique à laquelle elles ont été soumises pendant une trentaine d'années arrive bien rarement d'une manière assez graduelle pour que l'économie soit parfaitement préparée à cette suppression et qu'aucun organe ne soit menacé de congestion.

A cette époque les femmes prendront un accroissement d'exercice pour favoriser la répartition des forces entre tous les organes, de la manière qui convient le mieux à chacun d'eux, et qui consomme cet excès de nutrition dont la femme se débarrassait chaque mois au moyen de l'hémorrhagie maintenant supprimée.

L'exercice qui convient alors aux femmes doit être de nature à exciter agréablement le feu de tous les organes, à l'exception de celui qu'on doit réduire à la plus complète inaction. Elles éviteront

donc pour ce motif, l'exercice du cheval, la danse,
les secousses trop fortes de certaines voitures. La
promenade à pied, et surtout dans la matinée,
quand le temps le permet, les parties de campagne
propres à récréer également le corps et l'esprit, les
soins domestiques auxquels on peut se livrer sans
ennui, et toute espèce de mouvement pris sans trop
de fatigue et autant que possible en plein air, seront d'autant plus utiles à la santé que ces divers genres d'exercices seront plus conformes aux
habitudes et aux inclinations des femmes qui n'en
feront pas l'objet d'un calcul trop scrupuleux,
mais qui devront plutôt suivre en cela leur goût
actuel.

Le régime alimentaire se composera de substances médiocrement nourrissantes, de facile digestion et de nature à ne point surexciter l'estomac et les organes qui sont sous sa dépendance.
On préférera donc, pour cette raison, les viandes
blanches, les légumes frais, les fruits fondants et
le laitage, avec les restrictions que demandent le
tempérament, les dispositions particulières, l'habitude, la susceptibilité des organes digestifs,
etc.

On évitera, sous les mêmes réserves, les viandes
noires, les ragoûts, les mets fortement assaisonnés,
les aliments indigestes, les vins généreux, les li-

queurs alcooliques, le café à l'eau et autres choses excitantes.

Il sera prudent, dans les premiers mois de la cessation des règles, de supprimer le repas du soir ou de le faire très-léger.

L'eau pure est la boisson qui convient le mieux aux femmes aux approches de cette révolution et pendant les premières années qui la suivent.

Le petit-lait, les limonades fraîches et acidulées, les bouillons maigres aux herbes peuvent rendre de grands services en pareil cas.

Les femmes doivent à cette époque, et long-temps encore, après, favoriser la transpiration insensible par des vêtements chauds, des tissus de laine ou au moins de coton, portés immédiatement sur la peau ; par des chaussures qui entretiennent les pieds dans une douce chaleur, condition presque toujours nécessaire à l'entretien de la santé.

C'est sans doute à l'abondance et à la régularité de la transpiration, dans les pays chauds, que l'on peut attribuer la facilité avec laquelle les femmes y subissent la révolution de l'âge, qui est d'autant plus orageuse que le climat est plus froid et la température plus variable. Dans nos contrées, elles doivent donc être fort attentives à se prémunir contre les vicissitudes atmosphériques qui y sont si fréquentes.

Des frictions sèches pratiquées sur les différentes parties du corps, et principalement sur les bras et les épaules, contribueront, avec des bains tempérés pris de temps en temps, à entretenir la peau dans un état de perméabilité favorable à la transpiration insensible qui, à cette époque de la vie des femmes, acquiert une nouvelle importance.

La liberté des évacuations du ventre est aussi une des circonstances salutaires sur lesquelles je dois appeler l'attention des femmes qui n'éprouvent plus le bénéfice de la menstruation.

L'aloès, jouit à un degré très-remarquable de la propriété d'exciter la sensibilité du rectum et de l'utérus, et d'y porter le sang, ce qui fait naître les hémorrhoïdes et le flux menstruel. Les préparations aloétiques sont donc celles qui conviennent le moins à une époque où, loin de solliciter l'utérus à produire une évacuation sanguine, on doit travailler avec la nature à en émousser la sensibilité et à en détourner le sang. En pareil cas, les femmes se trouveront mieux de prendre, de temps en temps, de simples laxatifs ou des purgatifs doux, tels que la manne, la casse, le séné, la magnésie, la crème de tartre soluble, les sulfates de soude, de potasse, de magnésie, l'eau de Sedlitz, la limonade au citrate de magnésie, etc. etc.

On peut associer avec avantage ces substances,

soit au petit-lait, soit aux bouillons qu'on prépare
avec la chair des jeunes animaux et les plantes
chicoracées, pour exciter, de temps à autre, quelques évacuations intestinales ; les simples lavements avec la décoction des plantes émollientes
sont aussi fort utiles dans ces circonstances.

Quant aux vésicatoires, aux cautères et autres
exutoires si fréquemment employés autrefois pour
remplacer le flux menstruel, ils sont complétement
mis de côté à l'époque actuelle et non sans raison,
l'expérience a démontré, en effet, que ce traitement
dégoûtant et qui répugne à la plupart des femmes
est d'une inefficacité absolue.

Cet ensemble de précautions et de soins, qui a
pour objet de mettre la santé des femmes à l'abri
de toute atteinte pendant l'époque de leur vie qui
leur inspire tant de craintes, doit, pour être efficace,
embrasser un certain nombre d'années après la
cessation des règles. D'après plusieurs observations
recueillies par de bons praticiens et quelques faits
qui nous sont particuliers, nous pensons que la susceptibilité du système utérin n'est entièrement
éteinte, chez certaines femmes, qu'après quelques
années, et que la prudence exige une surveillance
attentive de leur santé pendant les sept ou huit ans
qui suivent la cessation définitive du flux périodique.

Lorsque par le bienfait de la nature, ou à l'aide des précautions ci-dessus indiquées, la femme a traversé sans orage son époque critique, elle a acquis, pour l'ordinaire, de nouvelles chances de vigueur et de longévité. Mais, pour en tirer tout le parti possible, elle doit, comme l'homme lui-même, avec la santé duquel la sienne a désormais la plus grande analogie, veiller à l'entretien régulier de toutes les fonctions qui lui restent à remplir, et prévenir les maladies qui menacent le déclin de sa vie.

Le tempérament lymphatico-sanguin associé à une susceptibilité nerveuse plus ou moins prononcée étant l'attribut de la plupart des femmes, et les autres tempéraments ne présentant ordinairement chez elles que des nuances, l'étude de leur manière d'être, quand elles ont traversé l'âge critique, embrasse moins d'objets que chez l'homme. Elles pourront toutefois s'appliquer les différentes considérations que nous avons présentées en parlant de l'autre sexe, et pourvoir aux besoins particuliers de leur constitution, selon qu'elles y remarqueront la prédominance du système sanguin, du système lymphatique ou du système nerveux.

Les femmes pouvant être exposées, après la révolution de l'âge, à presque toutes les maladies auxquelles sont sujets les hommes, même à la goutte, trouveront dans le chapitre consacré à l'autre sexe, le complément des conseils dont elles peuvent avoir besoin pour se préparer une heureuse et longue vieillesse.

CHAPITRE V

DE LA VIEILLESSE DANS LES DEUX SEXES.

Signes extérieurs de la vieillesse. — Modifications physiques et morales. — Caducité; signes de la caducité. — Précautions hygiéniques et soins que doivent prendre les vieillards. — Régime. — Facultés intellectuelles. — Distraction.

L'homme et la femme, comme nous l'avons vu, marchent à pas inégaux vers la vieillesse, et l'une y arrive beaucoup plus tôt que l'autre ; mais, par une sorte de compensation, la femme en parcourt plus lentement la première période, et, même après l'avoir traversée, conserve encore plus de chances de longévité que notre sexe.

Le commencement de la vieillesse se confond avec la fin de l'âge de retour et n'est caractérisé par aucun signe constant. D'ailleurs, une foule de circonstances en font varier l'époque, à raison de l'état habituel de santé ou de maladie dont on a joui, de l'usage régulier ou de l'abus qu'on a fait de ses forces, du régime et du genre de travail auquel on s'est adonné, des pays et des climats qu'on a habités, des passions auxquelles on a été le plus souvent livré, du tempérament et des habitudes sous l'influence desquelles on a vécu, etc. Mais, en général, dans notre patrie, il est rare qu'un homme dépasse l'âge de soixante à soixante-cinq ans sans éprouver, dans plusieurs de ses facultés physiques, un affaiblissement notable qui l'avertit que la vieillesse a commencé pour lui.

Si l'on se borne alors à l'examen des apparences extérieures, et qu'on veuille les comparer à celles des âges précédents, on observe que le corps en général a diminué de volume, que le relâchement et la flaccidité de la peau, déjà sensibles à l'âge de retour, surtout chez les personnes dépourvues d'embonpoint, ont fait de nouveaux progrès, et qu'il en résulte des rides plus ou moins prononcées au front, sur les joues et au cou. Les cheveux blanchissent et tombent de manière que la tête se dégarnit de plus en plus, surtout chez l'homme.

Cette dégradation de couleur est plus lente chez les femmes qui, en outre, ont l'avantage de conserver une épaisse chevelure jusque dans un âge très-avancé.

La longueur et le poids du corps diminuent insensiblement. La taille perd environ 7 centimètres et le poids du corps 7 kilogrammes dans une période de trente ans, de 50 à 80 ans.

Une teinte jaunâtre modifie le caractère de la peau dont les vaisseaux capillaires sont plus ou moins oblitérés, la plupart du temps par des dépôts cartilagineux ou osseux qui ont leur siége dans l'épaisseur de la paroi de ces vaisseaux.

La transpiration cutanée s'opère avec moins de facilité à travers un tissu plus doux et dont la surface extérieure, dépourvue de souplesse et d'humidité, est moins favorable à la précision du toucher.

Le goût et l'odorat se maintiennent encore au commencement de la vieillesse et se perfectionnent même, chez quelques individus, relativement aux sensations qu'ils reçoivent des aliments et des boissons, et qui sont devenues les jouissances principales de cet âge.

Si on examine à l'intérieur les changements survenus dans l'organisation physique du vieillard, à une époque avancée de la période qui nous occupe, on trouve dans ses vaisseaux une moindre quantité de sang artériel que de sang veineux. Les viscères du bas-ventre sont pénétrés de ce dernier ; sa circulation est lente, et les vaisseaux qui le contiennent sont très-développés. Les artères, au contraire, tendent à se resserrer et même à s'ossifier. Le cœur, quand il est dans l'état sain, ne se contracte plus ni avec autant de régularité ni avec autant d'énergie; ce qui fait que chez les vieillards le pouls est plus lent, plus faible et moins égal que chez l'adulte.

Les vaisseaux exhalants et absorbants qui jouent un si grand rôle dans l'entretien et la nutrition du corps, perdent de plus en plus de leur activité vitale ; mais ceux qui opèrent la décomposition conservent sur ceux qui président à la réparation une prédominance qui va toujours en augmentant. Il se dépose moins de graisse en général dans le tissu cellulaire, d'où résultent l'affaissement de ce tissu et la flaccidité de la peau à laquelle il servait de soutien. Quelquefois cependant la graisse s'y accumule, surtout chez les personnes d'un tempérament sanguin ou lymphatique qui conservent alors une certaine fraîcheur, laquelle dissimule un peu les traces de l'âge ; mais souvent cette disposition dégénère en une obésité excessive qui rend le vieillard haletant au moindre mouvement, et le condamne au repos qui achève de l'énerver. Le vieillard maigre a plus d'avantages : il est plus dispos et se conserve plus longtemps sain de corps et d'esprit.

La chaleur interne diminue, et le besoin d'augmenter celle du dehors se fait sentir de plus en plus avec l'âge.

Les membranes muqueuses, particulièrement celles qui tapissent l'intérieur des narines, de la bouche, de la gorge et des bronches, fournissent une humeur plus abondante que dans les âges précédents, à cause des bronchites chroniques si communes à cette période de la vie.

La sécrétion de la liqueur spermatique diminue de plus en plus ainsi que le besoin de la reproduction, qui néanmoins persiste chez l'homme jusqu'à la caducité, mais en perdant insensiblement de son énergie. On a remarqué que ceux qui ont fourni la plus longue carrière, avaient conservé la faculté d'engendrer jusque dans l'âge le plus avancé.

Les organes génitaux sont, malgré cela, une des causes les plus fréquentes de maladies chez les vieillards, soit que ces maladies soient le résultat des abus antérieurs, soit qu'ils résultent de tentatives coupables pratiquées dans le but de réveiller les fonctions de ces organes engourdis. On observe dans ces cas des congestions du cerveau ou des apoplexies, quelquefois même pendant l'acte du coït, une mort subite résultant de la rupture du cœur.

Les organes de la digestion chez les vieillards, n'éprouvent pas un affaiblissement relativement aussi considérable que celui qu'on observe dans les autres organes, cependant le besoin de la nutrition diminue ainsi que l'appétit ; la digestion est lente, et tels individus qui faisaient trois repas avec plaisir à l'âge de quarante ans, ne peuvent plus en faire que deux, ou même se contentent d'un seul.

Les maladies des organes digestifs sont assez rares chez les vieillards, il convient cependant de signaler les indigestions qui dans des cas, malheureusement trop nombreux, ont été causes d'apoplexies et de congestions du cerveau promptement mortelles.

C'est dans les tissus les plus durs que la vie s'éteint la première : aussi les dents, après avoir pris une teinte jaunâtre qui contraste avec ce blanc d'émail dont elles brillent dans la jeunesse, se déchaussent, vacillent dans leurs alvéoles qui les chassent en se resserrant, et finissent par tomber. La chute des dents change la physionomie du vieillard en diminuant l'étendue perpendiculaire de la face, en creusant les joues et en rapprochant du menton le nez dont la longueur paraît alors plus grande.

Les changements produits par les progrès de l'âge ne sont pas moins sensibles au moral. A mesure que le corps vieillit, la mémoire et l'imagination, qui procuraient à l'homme tant de jouissances, s'affaiblissent avec l'activité vitale ; mais le jugement se perfectionne encore, et cette faculté précieuse dans laquelle consiste surtout l'excellence de notre espèce, paraît se fortifier au milieu des pertes qu'éprouve journellement l'organisme.

Moins distrait en effet par tout ce qui se passe autour de lui, plus indifférent à tout ce qui ne l'intéresse pas personnellement et mieux instruit par l'expérience, l'homme, au déclin de sa vie, se replie en quelque sorte sur lui-même, mûrit sa réflexion dans le calme des sens, et, après avoir abdiqué l'empire de la force et cédé à l'ardente jeunesse la tâche plus ou moins laborieuse de l'exécution, il règne encore par la sagesse du conseil et la puissance de la raison. C'est à ces titres que tant d'illustres vieillards dont les noms vivront à jamais dans les annales du monde ont été l'objet de la vénération publique.

A côté de ces éminentes qualités qui, dans tous les temps, ont fait honorer la vieillesse par les âmes honnêtes, l'imperfection de la nature humaine se manifeste par des infirmités morales.

Les défauts qu'on reproche au vieillard tiennent en général à l'affaiblissement de toutes ses facultés et à l'expérience qu'il a de la vie. S'il se montre inquiet de l'avenir, s'il devient parcimonieux, même avare, c'est qu'il sent ses besoins augmenter à mesure que ses forces diminuent, ce qui fait naître en lui la crainte de manquer un jour de res-

sources et d'appui, et, dans l'abandon qu'il re-
doute, il s'attache aux richesses comme à son dernier soutien.

Le vieillard est méfiant et soupçonneux, parce-
qu'il a été souvent trompé. Ayant tout connu, tout
apprécié, il éprouve la satiété et tombe facilement
dans le dégoût et l'ennui, ce qui le rend morose
et grondeur. Voyant que tout lui échappe, que
tout l'abandonne, il se concentre de plus en plus
en lui-même et devient souvent trop personnel. A
chaque pas de sa carrière, il a laissé derrière lui
une jouissance ; est-il donc étonnant qu'il regrette
le passé et se complaise au souvenir de ses belles
années ? est-il surprenant qu'il juge avec trop de
sévérité et par conséquent avec injustice le présent
qui ne lui procure plus des plaisirs aussi vifs,
et qu'il ait mauvaise opinion de l'avenir dont
il n'espère plus rien qui ressemble à sa jeunesse ?

A côté de ces infirmités morales qui ont leur
premier germe dans le caractère individuel du
vieillard, et se développent ensuite sous l'influence
inévitable de l'âge, ce qui mérite toute l'indul-
gence de l'homme raisonnable, on observe une
disposition qui a quelquefois aussi l'apparence d'un
défaut, mais de laquelle il résulte en général des
avantages réels pour le perfectionnement intellec-

tuel de l'espèce humaine : c'est le penchant qu'ont les personnes d'un grand âge à raconter avec complaisance les événements dont ils ont été les témoins dans leur longue carrière, et à se prévaloir de l'expérience qu'ils ont acquise pour prodiguer les conseils et les leçons à ceux qui sont plus jeunes.

Le vieillard peut se promettre encore quelques années tant qu'il n'est pas arrivé à la caducité, et celle-ci se reconnaît à des signes moins équivoques que ceux de la première vieillesse.

Les besoins sont très-réduits, mais fort impérieux à cet âge. Celui du mouvement est remplacé par le désir du repos et du sommeil ; mais on ne goûte plus qu'imparfaitement leur douceur ; on a beau se coucher de bonne heure et se lever tard, on ne retrouve plus le sommeil profond et réparateur des premiers âges de la vie.

Quant au moral, il est réduit, dans la caducité, à la perception des seuls besoins relatifs à la conservation de l'existence. Les impressions sensitives sont si faibles à cet âge, que les vieillards les négligent pour chercher dans leur mémoire des idées mieux tracées et plus capables de satisfaire les besoins de la pensée.

Ce phénomène, qu'on observe généralement dans l'âge avancé, tient à ce que les organes des

sens sont infiniment plus affaiblis que le centre de
perception qui conserve beaucoup plus longtemps
une activité convenable, et procure encore aux
vieillards les jouissances du souvenir.

Telle est la marche graduelle par laquelle
l'homme parvient naturellement à sa fin ; mais il
est bien rare qu'aucun accident n'accélère sa pro-
gression vers ce terme inévitable.

Nous avons vu ce que l'âge de retour exige de
soins, dans les deux sexes, pour maintenir la santé
qui seule peut donner du prix à l'existence, et
pour prévenir les dérangements capables de la
compromettre.

Une circonstance bien remarquable et fort ras-
surante pour celui qui commence la vieillesse, c'est
que cette période de la vie est susceptible de
prendre une extension singulière chez les personnes qu'une bonne organisation ou un régime
convenable disposent à la longévité, et qu'elles
arrivent, presque sans infirmités au terme naturel
de l'existence, sans passer par la caducité qui est
plutôt un état maladif et le produit de quelque désorganisation rendant la nutrition imparfaite, que
le résultat nécessaire et l'effet inévitable du progrès de la vie.

Une autre observation très-importante aussi,
c'est que les maladies violentes, les inflammations

très-aiguës, sont beaucoup plus rares chez les
vieillards doués habituellement d'une bonne santé,
que chez les individus plus jeunes et qu'elles ne se
développent qu'à l'occasion d'une excitation très-
forte, ce qui leur permet souvent d'en prévenir la
cause.

Tous les préceptes que nous avons tracés pour
l'âge de retour chez l'homme, sont parfaitement
applicables à la première période de la vieillesse
dans les deux sexes qui, soumis alors aux mêmes
fonctions, au même mode de san é, aux mêmes influences, réclament aussi les mêmes soins. Les
femmes, en général, n'en exigent plus de particuliers dès qu'elles ont passé l'âge de soixante ans ;
nous devons prévenir toutefois celles qui paraî-
traient éprouver le retour du flux menstruel après
une interruption de plusieurs années, d'avoir à se
tenir sur leurs gardes et de provoquer un examen
scrupuleux de l'utérus et de ses dépendances dont
une semblable hémorrhagie, surtout quand elle
se répète ou se prolonge sous forme de suintement
habituel, annonce fréquemment l'état maladif.
Elles agiraient de même dans le cas d'un écoulement muqueux, sanguinolent ou purulent
qu'elles auraient conservé depuis l'âge de retour, et
qu'elles regarderaient comme des fleurs blanches.

Si nos lecteurs se trouvaient affectés de quelque

maladie dont une opération chirurgicale pût les guérir sans aucun inconvénient notable pour le fond de leur santé, telles que celles dont j'ai fait mention en traitant de l'âge de retour chez l'homme, qu'ils recourent à l'opération pendant qu'ils sont encore vigoureux, en choisissant d'ailleurs le temps le plus convenable, et en se plaçant dans les circonstances les plus propres à en assurer le succès.

Certaines maladies qui sont de nature à s'aggraver sans cesse et qui ne peuvent être guéries que par les secours de la chirurgie, exigent de la part des vieillards une prompte détermination ; tels sont entre autres le rétrécissement de l'urètre et le calcul de la vessie contre lesquels la médecine opératoire dirige maintenant des procédés plus variés et plus parfaits que ceux que l'on connaissait autrefois. Les vieillards n'hésiteront pas à les invoquer, après un examen préalable de la cause qui les rend nécessaires, dès qu'ils soupçonneront l'existence de celle-ci ; car chaque jour augmente son intensité. Le calcul de la vessie, par exemple, une fois bien reconnu, ne peut séjourner dans cet organe sans y prendre un accroissement continuel qui tend à augmenter les difficultés de l'opération et à en multiplier les chances fâcheuses, tant par le volume qu'acquiert progressivement le corps étranger, qu'à raison des désordres organiques que sa présence détermine dans le réservoir des urines.

Les mêmes considérations peuvent s'appliquer à d'autres maladies chirurgicales, telles que les ulcères fistuleux, carcinomateux, syphilitiques, certaines tumeurs susceptibles de dégénérer en cancer, les loupes volumineuses, l'hydrocèle, assez commun chez les personnes d'un certain âge, etc.

Parmi les graves infirmités auxquelles sont sujets les vieillards, on doit compter surtout les hernies du bas-ventre. Ces tumeurs qui se manifestent si fréquemment au pli de l'aine ou au nombril, sont dues au déplacement des parties contenues dans l'abdomen qui, à l'occasion de certains efforts, s'échappent par les ouvertures naturelles de cette cavité, ne peuvent quelquefois plus y rentrer, et subissent alors un véritable étranglement qui les fait passer à l'état inflammatoire et bientôt après à la gangrène, d'où résulte presque toujours la mort du malade.

L'habitude ou un sentiment de vanité inspire souvent, à un certain âge, des mouvements et des efforts qu'on exerçait facilement autrefois, mais auxquels les muscles ne se prêtent plus avec autant de précision, ce qui fait perdre l'équilibre et préparc des accidents. Il faut, dans un âge avancé, se défier de son adresse et de sa légèreté, mettre de côté toute vanité, toute présomption et ne se livrer qu'à des mouvements sagement calculés.

Si nous avons conseillé l'abandon des professions et des habitations insalubres aux personnes arrivées à l'âge de retour, on conçoit que le même conseil doit être adressé d'une manière plus pressante encore à celles qui sont parvenues à la vieillesse. C'est bien alors, sans doute, qu'un père, une mère de famille, ont acquis le droit de prendre quelque repos et de veiller un peu plus au maintien de leur santé. Cependant dans les classes laborieuses de la société, parmi les agriculteurs surtout et les ouvriers, on voit trop souvent encore des vieillards forcés de travailler pour fournir à leur subsistance.

S'il est à désirer que le vieillard soit affranchi de toute profession insalubre, de tout travail forcé, de tout souci relatif à ses besoins matériels, il ne l'est pas moins qu'il conserve l'habitude de l'exercice et qu'il s'y livre modérément pour entretenir l'activité de tous les organes, de toutes les sécrétions.

L'expérience de tous les siècles et l'opinion de tous les médecins sont unanimes sur l'utilité d'un exercice modéré dans la vieillesse, et l'on a observé que tous les individus qui étaient parvenus à un âge très-avancé avaient conservé jusqu'à la fin de leur carrière, l'habitude de faire chaque jour une promenade, ou de prendre au moins un peu de mouvement.

Après l'habitude de l'exercice, il n'en est point de plus salutaire aux vieillards que celle d'un régime alimentaire frugal et réglé. De tout temps on en a vanté les avantages, et une foule d'exemples pris parmi les hommes qui ont poussé le plus loin leur carrière et conservé le plus longtemps leur santé, attestent les excellents effets de la sobriété, non—seulement pour prévenir certaines maladies, mais encore pour les guérir, et pour calmer les passions ennemies de notre bonheur.

On pourrait néanmoins abuser de la sobriété comme des meilleures choses, si on la poussait à l'excès, et ce serait une erreur de croire qu'elle pût convenir à tous les hommes. Ceux qui sont livrés à des travaux pénibles et continuels ont besoin d'une nourriture abondante et quelquefois même de stimulants momentanés, tandis que la sobriété est facile pour les individus qui vivent dans l'inaction et qui sont d'un tempérament plus lymphatique que bilieux : dans la caducité, il serait imprudent de ne pas soutenir les forces qui s'épuisent, par des aliments réparateurs administrés fréquemment.

La nourriture du vieillard doit être légère et prise en petite quantité ; mais ses repas doivent être répétés plusieurs fois dans la journée, selon ses habitudes. Ses aliments doivent être de facile digestion de façon à servir promptement à la réparation.

Relativement à la quantité de nourriture qu'il doit prendre dans les vingt-quatre heures, on conçoit qu'il est impossible de donner une règle fixe à cet égard ; ce n'est pas la balance à la main que le vieillard raisonnable doit régler son régime : il peut le varier en quantité comme en qualité selon l'état des forces, de l'appétit, suivant l'exercice, la saison et surtout l'habitude.

On doit en dire autant de l'usage modéré du vin et des boissons fermentées qui conviennent au plus grand nombre des vieillards, tandis que quelques autres se trouvent mieux de l'eau pure, comme il en est qui ont recours au lait pour toute nourriture, malgré l'opinion vulgaire qui regarde le vin comme le lait des vieillards. Ainsi point de régime exclusif : que chacun prenne une certaine latitude dans celui qui lui convient, sans s'astreindre trop minutieusement à des prescriptions fixes, en observant toutefois les règles générales, et en se rappelant que la sobriété a été la vertu des personnes qui ont conservé le plus longtemps l'exercice de toutes leurs facultés et qui ont trouvé le plus de bonheur dans la prolongation de leur existence.

La conservation de la santé et l'intégrité parfaite des organes digestifs sont, dans la vieillesse, la meilleure garantie du maintien des fonctions intellectuelles dont l'altération est due, moins souvent qu'on ne pense, au progrès de l'âge et à l'épuisement naturel des forces. Plus nous avons réfléchi sur la démence qu'on a nommée *sénile* parce qu'on l'a regardée comme l'effet de la vieillesse, plus nous nous sommes convaincu qu'elle était due, le plus souvent, à un état maladif du cerveau qu'il est quelquefois possible de guérir quand on le combat dès le début.

Gardons-nous donc de nous représenter la vieillesse comme étant toujours accablée de souffrances et d'ennuis, ne vivant que de privations et ne connaissant plus aucun plaisir ; une foule de témoignages imposants protesteraient contre cette opinion trop généralement répandue. Le vieillard peut conserver non-seulement toutes les jouissances du cœur et de l'esprit, mais s'il a soigné sa santé, il peut encore, jusqu'à l'âge le plus avancé, trouver des sensations agréables dans l'exercice de ses fonctions corporelles. Il faut aussi qu'il ait pris quelque soin de ses facultés morales.

Les plaisirs que l'on goûte dans la vieillesse sont doux et modérés, leur souvenir n'a rien d'amer; ce sont les plaisirs de l'âme ; ils sont purs et satisfaisants, bien différents de ceux de la jeunesse qui sont le produit de l'exaltation, et n'ont souvent d'agréable que le moment de la jouissance.

Si parmi les plaisirs d'un autre âge, il en est dont le vieillard sente la privation, cette privation ne peut pas, du moins, l'affecter péniblement, car on regrette peu ce qu'on ne désire plus avec vivacité, et, à défaut de la raison, la nature même a pris soin de lui inspirer d'autres goûts et de lui offrir des jouissances plus conformes à ses besoins actuels. A la place de l'amour, qui s'affaiblit à mesure qu'on avance en âge, mais dont certains vieillards connaissent encore les douceurs, le sentiment de l'amitié, celui de la tendresse paternelle, réchauffent encore le cœur sans l'agiter. On sait combien les vieillards éprouvent de bonheur à se voir revivre dans leurs petits-enfants et à s'en faire aimer.

Parmi les plaisirs des sens et les exercices agréables du corps, il en est beaucoup encore auxquels on peut se livrer jusque dans l'extrême vieillesse. Je connais un bon nombre d'octogénaires qui, ainsi que le célèbre Cornaro s'en vantait à quatre-vingt-trois ans, n'éprouvent encore aucun affaiblissement de la vue ni de l'ouïe, montent seuls à cheval, peuvent faire deux ou trois lieues à pied sans fatigue, gravir et descendre une montagne, prendre le plaisir de la pêche et celui de la chasse. Ces vieillards, ordinairement contents et de bonne humeur, habitent, ainsi que le faisait Cornaro, la ville en hiver et la campagne en été.

Pendant la mauvaise saison, ils goutent tous les plaisirs honnêtes qu'on trouve dans les cités, fréquentent le monde quand cela leur convient, font ou entendent de la musique, visitent les spectacles, admirent les chefs-d'œuvre des arts, satisfont leur curiosité pour les découvertes des sciences ou les publications littéraires, écrivent ou lisent à volonté, voient leurs amis se réunissent de temps en temps dans les banquets modestes auxquels préside une franche gaieté, et où l'on boit même quelquefois, à l'exemple du vieux Caton, jusqu'à une agréable hilarité, ce qui est sans conséquence pour la santé quand il n'y a pas continuité de semblables plaisirs.

Le jeu de billard, le plus salutaire de tous les jeux auxquels on peut se livrer à la maison, le tric-trac, les dames, les échecs, les divers jeux de cartes animés par un faible intérêt, la lecture des journaux et le doux épanchement d'une conversation familière et sans prétention, remplissent agréablement les longues soirées de l'hiver.

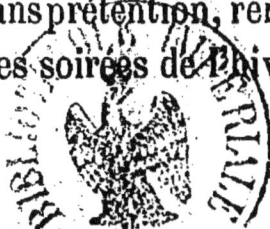

Voilà quelles peuvent être, dans tous les rangs, dans toutes les conditions de la société, les jouissances du vieillard, quand il s'est aidé de tous les secours de l'art et de la raison pour écarter de lui les infirmités du corps et surtout celles de l'esprit plus insupportables encore. Parvenu à l'extrémité de sa longue carrière, il tourne sans peine ses regards vers le passé qui ne lui offre que des souvenirs consolants, il voit l'avenir sans crainte, parce que sa vie a été toujours utile et honorable ; il jouit du bien qu'il a fait, de celui qu'il médite encore, se nourrit de l'affection qu'ils inspire, et, semblable au sage dont la Fontaine nous a tracé le portrait sublime et fidèle :

Approche-t-il du but, quitte-t-il ce séjour,
Rien ne trouble sa fin : c'est le soir d'un beau jour.

CHAPITRE VI

DE LA LONGÉVITÉ

Durée de la vie humaine. — Les patriarches des temps modernes : circonstances qui influent sur la longévité ; saisons, climats, pays, sexe, air, races, tempéraments. — Conditions de longévité déduites des circonstances de la vie. — Mariage, régime, professions : état militaire, magistrature, travaux manuels, agriculture, commerce. — Classes privilégiées. — Philosophes. — Poëtes ; médecins, littérateurs. — Influence du caractère sur la durée de la vie.

Une longue vie exempte d'infirmités a été, dans tous les temps, le premier vœu de l'homme, et, depuis l'origine de la médecine, beaucoup d'observateurs ont cherché à déterminer les conditions qui sont capables de prolonger l'existence, et à déduire de leurs remarques certaines règles de conduite.

On a cru pendant longtemps, et beaucoup de personnes croient peut être encore, que dans les premiers âges du monde les hommes jouissaient d'une force extraordinaire, avaient une taille gigantesque, et fournissaient une carrière beaucoup plus longue que de nos jours. Cette opinion pa-

raissait conforme au texte de la Genèse, et la dé-
couverte qu'on avait faite, à diverses époques,
d'ossements fossiles d'une grande dimension qu'on
rapportait à l'espèce humaine, semblait la confir-
mer. Mais dans ces derniers temps plusieurs savants, et Hensler entre autres, ont fait voir que
la chronologie des siècles les plus reculés était
bien différente de la nôtre ; qu'avant Abraham,
par exemple, l'année ne se composait que de trois
mois, et qu'il en est encore aujourd'hui de même
chez quelques peuples de l'Orient ; qu'après Abraham, l'année s'est composée de huit mois, et que ce
n'a été qu'après Joseph, qu'on lui en a donné douze.

Ces conjectures très-vraisemblables permettent
de concevoir facilement aujourd'hui pourquoi les
patriarches ne se mariaient qu'à soixante et dix,
quatre-vingts et même cent ans, âges qui, par le
calcul d'Hensler, se trouvent réduits à vingt ou
vingt-cinq ans, ce qui né représente plus rien d'extraordinaire.

Il est donc très-vraisemblable que la durée de
la vie humaine peut être, de nos jours, ce qu'elle
était dans les siècles les plus reculés, puisque nous
avons, dans les temps modernes, des exemples
authentiques d'hommes qui sont parvenus jusqu'à
l'âge de 150 et même 169 ans. Marie Priou mourut dans le Languedoc à l'âge de cent cinquante-

huit ans. Un paysan du comté de Shrop en Angleterre, Thomas Parr, vécut jusqu'à l'âge de cent
cinquante-deux ans. Henri Jenkins, du comte
d'Yorek, mourut en 1670, âgé de cent soixante-
neuf ans. Il serait trop long de citer les milliers de
vieillards morts âgés de plus de cent ans; le cadre
restreint de notre ouvrage ne comportant pas de
détails inutiles, nous passerons outre.

D'après les observations recueillies en France
par Davillard, avant la révolution, ce savant avait
fixé la moyenne de la durée de la vie a 28 ans et
demi, mais les événements politiques de cette
époque ayant apporté une grande amélioration
les conditions d'existence des classes ouvrières, la
moyenne de la vie s'est élevée et d'après les dernières statistiques faites avec le plus grand soin il
est permis de donner comme moyenne plus de
trente-trois ans.

M. Benoiston de Châteauneuf qui s'est occupé
spécialement de recherches sur la durée de la vie humaine dans plusieurs des principaux états européens
à publié le résultat de ses travaux importants. La
statistique comprend l'âge de quinze millions d'individus à l'époque de leur mort, elle a été recueillie
en France, en Belgique, en Prusse, en Danemark,
en Angleterre, en Islande, dans les états de Gênes
et dans le Piémont.

Parmi ces quinze millions d'individus, 44, 4, pour 100 atteignent à l'âge de 30 ans, c'est-à-dire 6,872,91. De l'âge de 30 ans à celui de 60 ans, il en meurt 2,805,755 ou 53, 3 pour 100. De tous les individus ayant passé l'âge de 30 ans il n'en reste plus à l'âge de 70 ans, que, 2,259,605.

Quant aux circonstances favorables à la longé-vité, elles sont nombreuses, et ont été bien étudiées par les savants qui se sont livrés à des recherches sur cette question. Ainsi il est bien reconnu que ce sont les contrées froides ou tempérées de l'Europe, telles que la Russie, la Suède, la Norwège, le Danemark et l'Angleterre qui ont fourni les exemples les plus étonnants de longé-vité; en Europe à toutes les époques de l'âge, la femme vit plus longtemps. L'Allemagne, la Suisse et la France et après elles les contrées du midi de l'Europe fournissent le moins de cas de longé-vité.

Les climats extrêmement froids, comme ceux des régions polaires, abrégent plutôt la vie qu'ils ne la prolongent; il en est de même des régions les plus chaudes de la terre, et de celles qui sont situées entre les tropiques.

Dans les contrées mêmes qui sont les plus favorables à la longévité, on remarque qu'il y a une plus grande proportion de vieillards sur les plateaux bien découverts, sur les montagnes d'une élévation moyenne, dans les localités sèches et bien aérées, dans les villages et les petites villes, que dans les pays humides, marécageux, et surtout dans les grandes cités. On sait qu'à Londres et à Paris on trouve à peine un centenaire sur quatre mille individus, tandis que dans les campagnes voisines, on en rencontre un sur deux mille cinq cents.

Les pays marécageux, fréquemment inondés, sont les plus nuisibles à l'espèce humaine. On connaît l'affligeante mortalité de la Guyane, des contrées où l'on cultive le riz par inondation, celle de nos pays d'étangs, comme la Dombe, dans le département de l'Ain, et l'on sait qu'en Hollande, malgré toutes les mesures de salubrité du peuple le plus renommé pour sa propreté et pour les soins qu'il prend de sa santé, il meurt annuellement un individu sur vingt-quatre, tandis que dans les pays voisins ce rapport est d'un à vingt-six, et qu'il se trouve assez généralement en France d'un à trente-trois.

Relativement à l'influence des races sur la longévité, on remarque que la race arabe européenne ou caucasienne est celle qui vit le plus longtemps; ce qui peut tenir aux climats qu'elle habite aussi bien qu'à sa nature. Après elle vient la race mongole, surtout dans l'Inde et en Chine, où la douceur des mœurs et l'uniformité des habitudes de la vie paraissent en prolonger le plus la durée. Les races nègre et hyperboréenne sont, de toutes, celles qui vivent le moins.

Parmi les différents tempéraments, le tempérament lymphatico-sanguin avec une légère prédominance de l'élément sanguin paraît être le plus favorable à la longévité; mais, en général, tous les tempéraments, quand ils ne sont pas portés à l'extrême, sont favorables à la longévité, et, il est aussi très-fréquent de voir des individus de constitution très faible parvenir à force de soins et de précautions à atteindre un âge avancé. Voltaire, qui mourut à 84 ans, était d'une constitution extrêmement débile.

Sous le rapport des sexes, il est bien constaté qu'il y a plus de femmes que d'hommes qui arrivent à la vieillesse, malgré les peines de la maternité et les orages de l'époque critique; on a, en effet, remarqué que si l'exercice des fonctions reproductives donne aux femmes des chances défavorables de longévité, à une certaine époque de leur vie, elles acquièrent au contraire une somme de probabilité de vie supérieure à celle des hommes, dès qu'elles cessent d'être sous l'influence de ces fonctions.

Il est donc évident qu'il y a beaucoup plus de

femmes que d'hommes qui parviennent à la vieillesse, au moins dans notre pays ; néanmoins il n'y a que les hommes qui arrivent au terme le plus reculé de la vie, comme le prouvent les exemples que nous avons cités et qui appartiennent tous à notre sexe.

Parmi les conditions spéciales de la longévité, déduites des circonstances de la vie, on doit compter les suivantes :

Être né à terme, de parents sains, ayant fourni eux-mêmes une longue carrière.

Avoir été soumis pendant un temps convenable à l'allaitement naturel, soit de sa mère, soit d'une bonne nourrice.

Une conformation régulière et bien proportionnée du corps et des divers organes.

Une bonne constitution de l'estomac et de tout l'appareil digestif, ainsi que des dents.

Le bon état des organes respiratoires, qu'on reconnaît à l'ampleur de la poitrine qui est fortement bombée, à la faculté de retenir longtemps son haleine, à la force de la voix et à la rareté de la toux.

L'irritabilité très-modérée du cœur ; une circulation lente, régulière.

Le tempérament sanguin modifié par le tempérament lymphatique et sans prédominance de l'élé-

6.

ment nerveux. Un embonpoint moyen ; être plutôt maigre que gras.

Une grande aptitude à réparer promptement les pertes matérielles ; la faculté de se guérir facilement et spontanément des maladies accidentelles.

Une répartition égale de force et d'activité entre tous les organes.

La sensibilité physique et morale très-modérée.

L'aptitude à remplir les fonctions de la génération.

Le régime, la profession, le rang social, le mariage ou le célibat, le caractère, les maladies surtout, ont sur la longévité une influence puissante.

Presque tous les exemples d'une longue vie ont été fournis par des personnes d'une frugalité et d'une sobriété remarquables et dont la plupart ne faisaient point un usage habituel des liqueurs spiritueuses. Tels furent ces ermites qui, dans les premiers siècles du christianisme peuplèrent les déserts et y atteignirent, en général, une extrême vieillesse au milieu des rigueurs de la pénitence. Tels furent les philosophes qui suivirent le régime austère de Pythagore et ceux qui appartenaient à la secte des stoïciens.

Ces exemples mémorables prouvent suffisamment en faveur de la frugalité et des professions laborieuses. Il faut observer néanmoins que si les travaux journaliers prolongent l'existence, ce n'est qu'autant qu'ils sont pris dans une juste mesure ; car les coureurs, les postillons parviennent rarement à un âge avancé. Les exercices les plus favorables à la longévité sont les occupations manuelles, régulières et modérées, prises surtout à l'air libre, comme chez ceux qui cultivent la terre.

Beaucoup d'arts mécaniques ou chimiques sont nuisibles à la santé de ceux qui les exercent et s'opposent à la longévité. Quant à l'état militaire, on remarque que ceux qui s'y livrent en observant une discipline sévère, sont en général robustes et bien portants, et que ceux qui échappent aux dangers de la guerre atteignent pour l'ordinaire un âge très-avancé, surtout s'ils prennent quelques précautions pour se garantir des infirmités de la vieillesse. On peut en dire autant des marins.

Dans la carrière du commerce, ceux qui ne se livrent pas à des spéculations hasardeuses qui leur donnent fréquemment de l'inquiétude, ont, en général, des chances de santé, de bonheur et de longévité, pourvu qu'ils continuent d'avoir une vie exercée dans leur vieillesse ; la haute magistrature présente les mêmes avantages, et c'est ce qui prouve qu'une existence tranquille et exempte de soucis pour la fortune est toujours favorable à la longévité.

On conçoit facilement que la classe aisée de la société doive offrir plus de chances de longévité que la classe indigente. Pour arriver à quelques éléments de comparaison entre ces deux classes, sous le rapport de la mortalité, M. Benoiston de Châteauneuf a eu l'idée de réunir les noms de tous les souverains et princes de l'Europe, de tous les membres de la pairie française et anglaise et du haut clergé, des officiers généraux, des présidents de cours supérieures, ministres, conseillers d'État, etc.

Parmi 1600 personnes qui appartenaient ainsi aux rangs les plus élevés de la société, la mortalité, pendant dix ans, a été de 502. Elle a été double sur le même nombre d'individus choisis dans la population laborieuse et indigente du faubourg Saint-Marceau.

Restait à apprécier la mortalité de la classe moyenne. C'est ce qu'a fait M. Benoiston de Châteauneuf, qui a vu qu'à presque toutes les époques de la vie, la classe des riches présentait un peu moins de décès que la classe moyenne, et celle-ci beaucoup moins de décès que la classe pauvre ;

de telle sorte que de soixante et dix à soixante et quinze ans, la mortalité est pour la classe moyenne de 7,80 sur 100 ; elle est de 6,80 pour les riches, et de 14,14 pour les pauvres.

Le calcul a donc entièrement confirmé ce que la raison présumait déjà.

Les philosophes ont aussi, de tout temps, atteint un âge avancé, principalement lorsque leurs méditations ayant pour objet la nature, leur procuraient le plaisir ineffable de découvrir des vérités importantes. Observons toutefois, à l'avantage des anciens, qu'ils ne se renfermaient pas dans leurs cabinets, comme les modernes, mais qu'ils voyageaient beaucoup pour observer, et qu'ils professaient en plein air, ou en se promenant, comme les péripatéticiens.

Les poètes et les gens adonnés à la culture des lettres se distinguent également sous le rapport de la longévité.

Les médecins, qui dans leurs études embrassent et la nature et la philosophie, participeraient aux avantages que procure généralement la culture des sciences physiques et morales, si l'exercice de leur profession ne leur coûtait tant de travaux et de veilles.

On s'est longtemps demandé si le mariage prolongeait la durée de la vie» Au premier abord, il paraît plus probable que l'homme vivant dans le célibat, et par conséquent dans l'indépendance absolue, s'abandonnant à ses caprices et à ses fantaisies se trouve dans des conditions de santé et de bonheur plus avantageuses. La femme célibataire de son côté n'a pas les soins du ménage, les fatigues et les soucis de la maternité et de l'éducation de ses enfants, et par conséquent, paraît être également dans des conditions hygiéniques meilleures que celles dans lesquelles se trouve la femme mariée. Ces suppositions en apparence vraisemblables sont loin d'être confirmées par l'observation, car le mariage, qui est le lien le plus doux de la vie quand il est heureux, contribue puissamment à sa durée, et l'on trouve, parmi les exemples de longévité, un grand nombre de personnes qui ont été mariées.

« L'homme marié, dit Becquerel, est moins « exposé à devenir malade. Sa vie a plus de « chances de durée que celle des céliba- « taires. »

Quant aux femmes, il est constant que celles qui se marient vivent généralement plus longtemps que celles qui restent célibataires.

D'après la statistique de Casper, il reste après l'age de 70 ans, 26,9 individus mariés pour 11,7 célibataires sur 100.

On se rend facilement raison des avantages attachés à l'état du mariage, par la considération des
secours mutuels, des consolations réciproques
qu'on y trouve, des soins qu'on reçoit dans les
maladies, de l'activité plus grande à laquelle on se
livre pour subvenir à l'existence de la famille, enfin par la considération du régime plus régulier
que suivent les époux, et de la modération qui
succède ordinairement à leurs premiers empresse-
ments.

L'homme marié a son temps mieux organisé.

« Les soins dont sa femme et ses enfants l'en-
« tourent, dit Becquerel, écartent de lui beaucoup
« de causes morbifiques. La vie de famille lui
« procure des jouissances qu'il apprécie, et une
« satisfaction qui contribue à son bien-être. En
« cas de maladie, il est entouré de soins, de con-
« solations, qui ont une grande influence sur la
« terminaison heureuse des maladies. »

Quant au célibataire, n'ayant pas pour le retenir
chez lui, une famille et les consolations de la société, lui manquant, il est forcé de mener une vie
irrégulière, l'heure de ses repas et du sommeil n'a
rien de fixe. Des excitations nouvelles se présentent fréquemment et le conduisent à l'abus des
plaisirs vénériens.

De cette irrégularité dans la manière de vivre

résulte pour le célibataire un grand nombre de
causes de maladies et d'affections propres à abréger la durée de son existence. Les excès de table
et l'abus des liqueurs alcooliques auxquels se
livrent trop souvent les hommes qui vivent dans le
célibat amènent des troubles de la digestion et des
lésions d'organes importants. Les excès vénériens
les exposent à des maladies dangereuses telles que
la syphilis et les affections de la moelle épinière,
enfin l'ennui et le dégoût survenant, il n'est pas
rare de les voir tomber dans l'hypocondrie.

La vie est plus longue chez les femmes mariées
que chez les filles malgré un grand nombre de circonstances défavorables que nous avons indiquées
antérieurement. Ces inconvénients sont amplement
compensées par des avantages qui sont, comme le
dit Becquerel, une aisance plus grande, les consolations de la famille, du mari, des enfants ; l'action de la vie de famille qui, contenue dans les
limites modérées, est favorable à la conservation
de la santé.

« Chez les filles, ajoute encore ce savant observa-
« teur, les circonstances qui rendent la mortalité
« proportionnellement plus forte chez elles que chez
« les femmes sont : la position peu aisée dans la-
« quelle elles se trouvent bien souvent, l'isolement,
« la préoccupation de l'avenir, l'absence des con-

« lations conjugales, de la vie de famille, la pri-
« vation de soins affectueux en cas de maladie,
« enfin dans quelques cas la jouissance des plai-
« sirs vénériens, contre lesquels rien ne les pré-
« munitet rien ne les retient. Joignez à cela, dans
« un âge plus avancé, le mécontentement de l'iso-
« lement, on pourrait presque dire la jalousie du
« bonheur d'autrui. »

Le caractère moral exerce aussi beaucoup d'influence sur la durée de la vie, et l'on a constamment observé qu'une humeur égale et une gaieté
douce contribuaient beaucoup à prolonger la vie :
voilà pourquoi le tempérament sanguin combiné
avec le lymphatique est un des plus favorables à la
longévité.

Les personnes irascibles et d'un caractère inquiet atteignent difficilement un âge avancé ; il en
est de même de celles qui épuisent leurs forces par
des études trop opiniâtres ou par des travaux d'i-
magination au dessus de leur portée.

Les maladies et les accidents interrompent si
fréquemment le cours ordinaire de la vie, qu'il est
rare que l'homme puisse arriver à sa fin naturelle.
On remarque néanmoins que des personnes très-
délicates, et obligées de vivre de régime, ont dû à
la faiblesse même de leur constitution l'avantage
de prolonger leurs jours. Des exemples nombreux

prouvent qu'avec des ménagements, dont les gens vigoureux ne sentent pas toujours aussi bien la nécessité, les personnes d'une constitution frêle et délicate peuvent vivre fort longtemps.

Il n'est pas jusqu'aux personnes mal conformées et affectées de gibbosité, qui ne puissent espérer d'arriver à la vieillesse en prenant quelque soin de leur santé.

Il y a donc encore espoir de longévité pour les personnes dont l'organisation est essentiellement faible, même défectueuse, comme pour celles qui, douées primitivement d'une bonne constitution, ont eu le malheur d'abuser de leur santé, mais ont reconnu leur erreur à temps utile.

On voit, d'après ce que nous venons de dire, qu'il est bien peu de cas où une personne raisonnable ne puisse se préparer une vieillesse plus ou moins heureuse.

Les exemples de longévité que nous rencontrons jusque dans les temps les plus rapprochés du nôtre, prouvent, sans réplique, que les hommes *peuvent* encore vivre aussi longtemps qu'autrefois ; mais il faut convenir que ces exemples doivent être plus rares dans nos mœurs actuelles qu'ils ne l'étaient parmi les hommes livrés aux habitudes simples de la vie pastorale, qui favorise singulièrement la longévité.

Quant à la durée relative de la vie humaine, on sait qu'elle est de beaucoup inférieure à sa durée absolue, puisque, dans nos climats, on compte, en général, un décès pour trente-deux individus vivants, dans les grandes villes, et pour trente-cinq dans les campagnes salubres.

Buffon, Laplace, Duvillard et plusieurs autres savants ont publié des tables où les probabilités de la vie, dans ses différents âges, sont calculées avec beaucoup de précision ; mais ces calculs, très-bons à consulter pour diverses opérations d'économie politique ou pour quelques spéculations sociales, ne sont point applicables à la médecine, qui ne tire ses probabilités que de considérations relatives à l'individu dont elle s'occupe, et en faveur duquel elle peut modifier les chances naturelles de longévité suivant une foule de circonstances.

CHAPITRE VII

De l'air atmosphérique ; — Causes de son altération ; Respiration ; miasmes ; air vicié. — Émanations malfaisantes. — Exhalation pulmonaire et cutanée. — Conservation des miasmes. — Le fossoyeur de Chelwood. — Humidité ; température ; saisons ; des divers modes de chauffage ; des habitations. — Précautions hygiéniques.

L'observation et l'expérience, ces deux sources auxquelles la médecine puise depuis si longtemps des règles de conduite pour tous les âges, pour tous les tempéraments, pour tous les lieux, ont fourni les éléments d'une des sciences les plus utiles à l'homme, celle qui a pour objet la conservation de sa santé.

Cette partie de la médecine, que l'on nomme *hygiène*, considère l'homme dans l'état sain, suppose la connaissance de sa structure, de ses fonctions, et cherche à apprécier l'influence qu'exercent sur lui les divers agents que la nature a destinés à satisfaire ses besoins. Le champ qu'elle embrasse est donc immense ; mais nous sommes loin de vouloir le parcourir en entier, ne voulant y chercher que des règles applicables aux âges de la vie dont nous nous sommes exclusivement occupé dans cet ouvrage.

La santé consiste dans l'exercice régulier, facile et agréable de toutes les fonctions de l'économie animale. Elle est le premier bienfait d'une heureuse organisation et la compagne ordinaire de la jeunesse et de l'âge de consistance, mais elle peut être aussi l'apanage de la vieillesse, et n'est pas toujours incompatible avec une constitution faible ou une conformation défectueuse. C'est surtout dans ces circonstances qu'elle a le plus de prix aux yeux des hommes et qu'on les trouve mieux disposés soit à la conquérir par quelques sacrifices, soit à la conserver par des soins attentifs et journaliers.

Elle est aussi le garant et le présage de la longévité qui fait l'objet des vœux de la plupart des personnes avancées dans la vie, et ces personnes peuvent raisonnablement espérer qu'en se maintenant dans un bon état de santé, elles jouiront longtemps encore d'une existence agréable et même utile ; car, ainsi que l'a dit le poëte Martial, ce n'est pas tout que de vivre, l'essentiel est de se bien porter.

Pour présenter dans un ordre facile à saisir l'ensemble des choses nécessaires au maintien de la santé, à l'âge de retour et dans la vieillesse, je me rapprocherai de la classification proposée par le savant Hallé, qui comprend, dans six titres principaux, tous les agents modificateurs de l'économie animale, et je commencerai par indiquer l'influence des choses qui nous environnent, comme l'atmosphère, la lumière, la température, etc.

DE L'AIR ATMOSPHÉRIQUE

L'action de l'air sur l'homme est permanente et ce gaz est complétement indispensable à l'entretien de la vie.

L'air est un mélange d'oxygène et d'azote, de ces deux gaz le premier seul sert à la respiration ; 100 parties d'air contiennent environ 79 parties d'oxygène pour 21 parties d'azote, ces proportions sont presque invariablement les mêmes sur tous les points du monde, dans les vallées comme sur les montagnes, dans les villes comme dans la plaine.

Ce gaz agit sur nous par ses qualités physiques et chimiques. Aux premières appartiennent la pesanteur, l'élasticité, la température, l'humidité, les courants ou les vents, et les modifications que lui impriment la lumière et l'électricité, les saisons, les climats et les localités. Les qualités chimiques de l'air dépendent de sa nature même et varient selon les proportions des différents gaz qui s'y rencontrent.

La pesanteur de l'atmosphère qui nous environne est telle, que la pression qu'elle exerce sur un homme de moyenne taille est évaluée par les physiciens à seize mille kilogrammes; mais nous ne nous apercevons pas d'une pression aussi considérable, par la raison que notre corps est rempli de liquides incompressibles et d'air aussi élastique que celui du dehors, ce qui contre-balance son poids. Cette pesanteur de l'air, nécessaire pour retenir les fluides dans nos vaisseaux, diminue graduellement à mesure qu'on s'élève au dessus du niveau de la mer, et nous l'apprécions au moyen du *baromètre*.

C'est en raison de son élasticité que l'air est susceptible de compression, et qu'il offre plus de densité dans les lieux bas que sur les hauteurs.

Sa température est le degré appréciable de chaleur qu'il renferme et dont on juge avec précision au moyen du *thermomètre*, instrument basé sur la propriété qu'a le *calorique* ou la cause de la chaleur, de dilater tous les corps qu'il pénètre.

L'air est décomposé par la respiration : l'oxygène est réduit de 4,87 pour 100 pendant la res-

piration et remplacé par une moyenne de 4,267 de
gaz acide carbonique.

L'acide carbonique qui se forme continuellement
dans les poumons de l'homme et des animaux, et
qui se répand sans cesse dans l'atmosphère, en
remplirait bientôt les couches inférieures et rendrait la terre inhabitable, puisqu'il est impropre
à la respiration comme à la combustion, si les végétaux, qui en exhalent aussi en très-petite quantité
pendant la nuit, ne l'absorbaient pas pendant le
jour. Mais en l'absorbant ils le décomposent, re-
tiennent le carbone qui en est la base, exhalent
l'oxygène, et purifient ainsi l'air, qui, par cette
raison, est plus sain, à la campagne, pendant le
jour qu'après le coucher du soleil.

Il est si important à l'entretien de la vie et à la
conservation de la santé, de respirer un air pur,
surtout pour les personnes d'une constitution faible
ou chez lesquelles les progrès de l'âge ont nécessairement diminué l'énergie vitale, qu'on ne saurait trop répandre la connaissance de tout ce qui
peut produire l'altération de l'air et celle des procédés propres à la corriger.

La cause la plus fréquente de l'altération de
l'air, c'est l'acte même de la respiration qui, en
échange d'une certaine proportion de gaz oxygène
qui se combine avec le sang, dans les poumons,

verse dans l'atmosphère de l'acide carbonique qui, en s'accumulant dans un local habité où l'air ne pourrait se renouveler, produirait infailliblement l'asphyxie des individus qui s'y trouveraient renfermés. Il en est de même de la combustion qui consume l'oxygène de l'air atmosphérique et ne lui rend que de l'acide carbonique et des vapeurs impropres à la respiration.

C'est dans les endroits confinés que l'air s'altère surtout, car outre l'acide carbonique qui y est continu, on trouve encore une matière animale putrescible mélangée à la vapeur d'eau que les poumons exhalent. En parlant du chauffage et de l'éclairage plus loin, nous indiquerons à nos lecteurs quelles sont les modifications qu'ils apportent dans la composition de l'air. Dans l'espace confiné la vapeur d'eau exhalée par la peau et par la respiration s'accumule quelquefois au point de saturer le lieu et on la voit alors se condenser et ruisseler sur les parois et sur les objets contenus dans l'espace confiné. Cet air vicié exerce une action plus ou moins délétère et en rapport avec l'âge, le sexe et la vigueur des personnes qui le respirent. Un homme jeune et vigoureux supporte plus facilement cette influence pernicieuse, les femmes en ressentent beaucoup plus vite les effets Lorsque les personnes soumises à ce milieu y sont depuis

6.

longtemps habituées, il y a une sorte d'empoisonnement lent dont le terme ultime est l'anémie, c'est-
à-dire l'appauvrissement du sang et le triste cor-
tége de maladies qui accompagnent cet état
particulier de l'organisme.

Dans d'autres cas, l'empoisonnement se fera
beaucoup plus rapidement et alors on observe un
malaise général bientôt suivi de maux de tête, d'é-
tourdissements, de difficulté à respirer, de vomissements et de syncopes ; il n'est pas rare non plus
d'observer une soif ardente résultant de sueurs
très-abondantes, des douleurs dans la poitrine et
même du délire. Après la bataille d'Austerlitz,
trois cents prisonniers autrichiens amenés en
France furent enfermés dans une cave, en très-peu
de temps, deux cent soixante succombèrent.

Il est d'autres émanations malfaisantes qui, mê-
lées à l'air que nous respirons, compromettent
fréquemment la santé, et que les personnes âgées
doivent soigneusement éviter, telles sont celles des
hommes ou des animaux entassés, des matières
animales ou végétales en putréfaction, celles que
produisent les lieux marécageux, et dont, malgré
les recherches des chimistes modernes, on ne
connaît point encore parfaitement la nature ; mais
rien n'est mieux connu que leur action délétère
sur le système nerveux et le système digestif, d'où

résultent, dans certaines saisons de l'année qui favorisent sans doute l'activité des miasmes, les maladies les plus graves.

DES MIASMES

Les miasmes sont des émanations provenant des marécages ou de la décomposition des matières soit végétales soit animales et pouvant causer un grand nombre de maladies dangereuses.

L'exhalation pulmonaire et l'exhalation cutanée contiennent une subtance animale, odorante, se décomposant avec une extrême rapidité et capable d'altérer profondément la composition de l'air : c'est à cette substance que l'on doit attribuer les effets fâcheux qui résultent de l'accumulation d'un trop grand nombre d'individus sains et surtout malades dans un appartement trop petit.

Lorsque ces miasmes existent en quantités trop grandes dans un appartement, ils se reconnaissent à une odeur particulière que quelques personnes douées d'un odorat très-développé reconnaissent très-bien, ils peuvent alors causer quelques accidents tels que : les maux de tête, les vomissements, la fièvre, et, si on ne prend soin de renouveler l'air, il survient quelquefois des maladies graves, la fièvre typhoïde, par exemple. Les miasmes, lorsqu'ils sont produits, résistent assez longtemps à la décomposition comme le prouve le fait suivant rapporté par M. Guérard.

« Le fossoyeur de Chelwood, dans le comté de
« Sommerset, ouvrit, le 30 septembre 1752, le
« tombeau d'un homme mort de la variole, et
« inhumé depuis trente ans ; la bière qui le ren-
« fermait était de chêne et bien conservée ; l'ou-
« vrier en perça la couverture avec sa bêche,
« aussitôt il s'éleva dans l'air une puanteur telle,
« que le fossoyeur n'en avait jamais ressenti de
« pareille. Parmi les nombreux assistants, qua-
« torze furent atteints de la variole au bout de
« quelques jours, et la maladie s'étendit dans toute
« la contrée. »

On conçoit, d'après tout ce qui précède, les rai-sons pour lesquelles on se sent mal à son aise dans tous les lieux *mal aérés* où se trouvent réunis beau-coup d'individus, comme la plupart des hôpitaux, des prisons, des salles de spectacle, dans les as-semblées nombreuses, dans les salons où la por-tion d'air respirable est encore consumée par un grand nombre de lumières, dans les chambres à coucher peu spacieuses et où plusieurs personnes passent la nuit, dans les alcôves qu'on a l'impru-dence de tenir fermées, etc.

En cas d'asphyxie par un air impropre à la respiration, les premiers secours à donner au malade
sont de l'exposer à l'air libre et frais, d'écarter
tout ce qui peut comprimer le bas ventre, la poitrine ou le cou, de lui jeter de l'eau froide au visage, pour déterminer une réaction, d'approcher
de son nez quelque substance d'une odeur très-pé-
nétrante, comme le vinaigre ou l'alcali volatil, et de
le stimuler extérieurement, mais sans rien intro-
duire à l'intérieur, en attendant l'assistance d'un
ho nme de l'art.

DE L'HUMIDITÉ

L'eau qui se trouve mélangée à l'air atmosphérique à l'état de vapeur en est un des éléments com-
posants les plus variables par la quantité. Quand
l'air est saturé de cette vapeur d'eau, on dit qu'il
est humide et il exerce alors sur la santé de
l'homme une influence plus ou moins sensible. On
distingue l'humidité chaude, l'humidité tempérée
et l'humidité froide. L'humidité chaude est celle
qui influe le plus sur la respiration, la chaleur di-
latant l'air d'un côté et la vapeur d'eau en occu-
pant un certain volume on comprend aisément que

les inspirations soient beaucoup plus fréquentes,
cet état de l'atmosphère occasionne une gêne marquée chez les personnes asthmatiques, atteintes de
bronchite, de catarrhe pulmonaire ou de maladies
du cœur. La peau ne remplit pas ses fonctions avec
autant de facilité, c'est-à-dire qu'elle n'exhale plus
la sueur comme lorsque l'air est sec et alors les
malades éprouvent un sentiment de chaleur très-
pénible pour la plupart d'entre eux.

L'énergie musculaire et l'appétit diminuent sous
l'influence de cette cause si légère en apparence,
et l'intelligence elle-même devient obtuse.

Il convient donc aux personnes qui éprouvent
de la gêne quand l'atmosphère est humide de se
renfermer chez elles, dans un appartement sec où
l'on allumera un bon feu de cheminée ; elles pré-
viendront encore les mauvais effets de l'humidité
froide en contact avec la peau, en changeant de
linge, lorsque le leur aura été mouillé, soit par la
pluie, soit par la sueur, après s'être fait frictionner
tout le corps avec un tissu de laine ou de coton
préalablement chauffé, et en prenant un bain de
jambes tiède, dans le cas où les pieds auraient été
mouillés ou refroidis. Cette simple précaution, qui
est à la portée de tout le monde, préviendrait bien
des maux, si elle était plus généralement mise en
usage.

L'humidité tempérée exerce une influence pernicieuse sur les personnes atteintes habituellement
de rhumatismes ou d'affections chroniques de la
poitrine et des bronches.

Quant à l'humidité froide, elle occasionne une
dépense considérable de calorique; et par conséquent, cause un grand refroidissement, c'est à elle
qu'il faut attribuer le plus souvent la production
des rhumes, des pleurésies, des fluxions de poitrine ayant une tendance plus ou moins marquée à
passer à l'état chronique et nécessitant par conséquent l'intervention de l'homme de l'art. Les personnes âgées auront donc à se prémunir contre ces
diverses maladies en suivant les conseils que nous
avons donnés pour éviter les effets de l'humidité
chaude, l'observation scrupuleuse de ces règles
hygiéniques, si simples, si faciles à suivre, les mettra
à l'abri de bien des affections, et même, de bien
des dangers.

Les personnes délicates ou âgées doivent aussi
éviter les transitions rapides de température.

DES SAISONS

Le printemps, quand il est chaud et tempéré par les pluies douces, convient généralement aux personnes qui ont passé l'âge de retour ou qui sont arrivées à la vieillesse; sa température, lorsqu'elle n'est point trop variable, réveille les fonctions de la peau et tend à dissiper les inflammations survenues sous l'influence de la saison froide qui a précédé.

L'humidité chaude du printemps ramollit la peau et la dispose à la transpiration. L'action des poumons se développe avec plus de facilité, et le gaz oxygène, plus abondamment répandu dans l'atmosphère à cette époque de l'année où la végétation prend un rapide essor, excite l'organisme et dispose toutes les fonctions à s'exercer d'une manière plus énergique.

Le printemps sourit au vieillard qui vient d'échapper au danger de l'hiver; il ranime son espoir, réchauffe son imagination, lui rend de la gaieté, de l'esprit et des forces ; mais cette excitation vitale qui fait renaître chez la plupart des hommes le sentiment délicieux de l'existence, peut disposer aux maladies inflammatoires et aux hémorrhagies internes les vieillards d'un tempérament plus sanguin que lymphatique, ceux dont le flux hémorrhoïdal a cessé de paraître, les femmes affranchies depuis peu de temps du flux menstruel, et celles qui n'ont pas pris assez de précautions contre le retour de la pléthore sanguine.

C'est dans ces cas que l'on préviendra des maladies graves, comme une apoplexie, une congestion des poumons et de l'utérus, en favorisant le retour des hémorrhoïdes au moyen d'une application de sangsues à l'anus ou au moyen de purgatifs aloétiques. Dans beaucoup d'autres cas où on sera peut être obligé d'avoir recours à la saignée on prendra l'avis d'un médecin qui seul saura apprécier les circonstances dans lesquelles se trouve le malade et leur opposer un traitement efficace.

L'été qui succède au printemps, est en général moins favorable au vieillard lorsque l'augmentation de chaleur qui se fait sentir dans cette saison n'est point adoucie par des pluies fréquentes ; car, alors, le sang est raréfié, la transpiration abondante, et les forces étant attirées à la circonférence du corps, les organes internes sont plus débilités qu'en hiver et leurs fonctions languissent. Cependant les vieillards, surtout ceux d'une constitution

sèche, d'un tempérament nerveux ou bilieux, s'ac-
commodent mieux de cette saison que les jeunes
gens sanguins et pléthoriques. Les personnes
âgées et les femmes encore exposées aux pertes
doivent se préserver de l'excès de la chaleur, éviter
les exercices violents et contre-balancer l'influence
de la saison qui dispose à l'inflammation du système digestif, par l'usage des fruits d'été, du régime végétal et des boissons rafraîchissantes. En
recherchant l'ombre et la fraîcheur, les vieillards
auront grand soin d'éviter l'humidité.

L'automne diffère peu de l'été dans sa première
moitié, et les personnes âgées s'en trouvent assez
bien ; mais lorsque les soirées deviennent humides
et fraîches pendant que le milieu du jour est encore fort chaud, c'est alors que les maladies deviennent plus communes et prennent un caractère
plus grave, telles sont la dyssenterie, les coliques,
les fièvres intermittentes, et plus tard les affections
catharrales et rhumatismales qui se prolongent
jusque dans l'hiver, et même jusqu'au printemps
suivant. L'automne, par sa température variable,
exige beaucoup de précautions de la part des vieillards, tant sous le rapport du régime, dont le
moindre abus peut devenir dangereux, que sous
le rapport des vêtements, qui, pour être dans un
rapport parfait avec les qualités de l'air, devraient

être changés deux ou trois fois le jour, afin d'éviter le contact de l'humidité avec la peau.

L'hiver qui est ordinairement froid et humide
dans notre climat, exerce sur la santé des personnes âgées une influence plus fâcheuse encore que
la fin de l'automne, dont les brouillards, les pluies
froides, les gelées hâtives, préparent de grands dérangements dans l'organisme. Cette saison en sus-
pendant la transpiration, favorise l'invasion d'un
grand nombre de maladies parmi lesquelles il convient de citer l'apoplexie, les rhumatismes, les affections des voies respiratoires, etc., etc. L'hiver
est donc la saison pendant laquelle les vieillards
doivent être le plus attentifs à leur santé; voilà
pourquoi ils feront bien de quitter la campagne,
qui ne leur offre plus d'agréments pour se rapprocher des villes, où les secours de l'art sont, en général, plus prompts et plus éclairés en cas de maladies.

DE LA TEMPÉRATURE

Une température trop élevée et surtout l'exposition directe aux rayons du soleil détermine assez souvent de graves accidents tels que : la fièvre

cérébrale, l'apoplexie, l'insolation, etc., etc. Sous l'influence d'une chaleur trop intense, la soif se fait vivement sentir, les fonctions du tube digestif languissent, l'appétit diminue et dans un certain nombre de cas on a eu à déplorer les suites fâcheuses de certaines affections intestinales. La sueur sort en grande abondance et affaiblit l'énergie musculaire, la respiration moins active amène l'appauvrissement graduel du sang en même temps que la température favorise l'activité des organes de la génération. La sensibilité générale augmente, l'imagination devient plus vive, plus ardente, l'intelligence plus active.

Les personnes âgées devront donc pour éviter ces dangers, observer aussi strictement que possible les règles hygiéniques suivantes quand la température sera très-élevée :

1° Rester chez soi, dans un appartement frais où à l'ombre des arbres depuis dix heures du matin jusqu'à quatre heures de l'après-midi, c'est-à-dire aux heures pendant lesquelles la chaleur du soleil se fait vivement sentir;

2° Éviter avec soin l'action directe des rayons du soleil sur la tête en la préservant au moyen d'une coiffure légère et blanche, afin de réfléchir la chaleur du soleil; les chapeaux à larges bords en paille blanche, les casquettes mexicaines avec le couvre-nuque en toile blanche conviennent parfaitement dans ce cas ;

3º Se reposer pendant le moment de la journée où la température est très-élevée et éviter tout travail exigeant une attention soutenue ou une grande fatigue musculaire ;

4º Choisir pour se promener ou pour voyager le temps qui précède le lever du soleil ou celui qui succède à son coucher ;

5º Manger peu et n'user que d'aliments rafraîchissants, tels que fruits, légumes, laitage, ritz, etc., etc.

6º Boire souvent, peu à la fois, n'user que de boissons rafraîchissantes, telles que la limonade citrique, l'orangeade, etc. Le café en infusions très-légères et froid convient bien aux personnes obligées de se livrer aux travaux corporels ;

7º Matin et soir, passer sur toute l'étendue du corps une éponge trempée dans l'eau froide et à la suite de cette affusion se sécher au moyen d'un linge chaud.

8º Tous les deux jours prendre un bain froid dans lequel on restera une demi-heure.

9º Éviter l'exercice excessif qui peut produire une transpiration trop abondante et par suite l'affaiblissement de la force musculaire.

10º Éviter l'abus des plaisirs vénériens.

11° Se vêtir d'étoffes de couleur blanche, de vêtements amples, légers et en laine autant que possible.

DU FROID

Lorsque le froid est modéré et plutôt sec qu'humide, il resserre et fortifie les fibres, augmente l'activité des organes digestifs, modère ou suspend même la transpiration ; le sang, repoussé de la circonférence au centre, s'accumule dans les viscères, dans les poumons : aussi les inflammations de la poitrine et la gêne de la respiration sont-elles très-communes dans ces circonstances, auxquelles les personnes âgées doivent être très-attentives, car elles en sont fréquemment les victimes. Plus vigoureuses ou plus jeunes, elles ne retireraient que des avantages d'un froid modéré, qui, après avoir resserré la peau, détermine alors une réaction salutaire qui se manifeste par une chaleur agréable que soutient l'exercice, par un appétit plus vif, une digestion plus active, une nutrition plus parfaite, des sensations plus nettes, une attention plus soutenue. Mais cet accroissement de vigueur générale, si l'on n'est pas bien sur ses gardes, dispose à la pléthore sanguine, aux hémorrhagies et aux inflammations viscérales.

CONSEILS AUX GENS DU MONDE. 135

On sait que l'air excessivement froid peut causer la mort des parties, et même la mort générale, quand la réaction ne peut s'opérer.

Ce sont les personnes âgées qui souffrent le plus du froid et qui doivent prendre le plus de précautions pour s'en garantir. Les vieillards doivent alors garder leur appartement et y prendre leurs exercices. Buffon, dans les dernières années de sa vie, ne sortait point, durant tout l'hiver, de ses appartements chauffés constamment à 16 degrés. Que les personnes âgées corrigent donc la température froide de la saison par des calorifères à la vapeur ou par des feux de cheminée bien préférables pour la santé à la chaleur des poêles.

Quand la température est froide, la peau ne secrète plus avec autant d'activité, mais en revanche, la respiration s'opère avec beaucoup plus d'intensité, la nutrition s'opère mieux et il en résulte une augmentation de l'appétit et une prédisposition marquée à faire usage d'aliments copieux et plus nutritifs. La respiration devenue plus active occasionne une plus grande dépense de carbone pour l'entretien de la chaleur vitale, de là ce besoin qu'éprouve l'homme d'avoir recours aux aliments réparateurs et aux boissons excitantes.

Le froid peut causer les maladies suivantes : les

inflammations d'intestins, les rhumes de cerveau et de poitrine, l'inflammation de la vessie, etc., etc. Il convient donc pour se mettre à l'abri de ces affections de s'astreindre aux règles hygiéniques suivantes :

1° User d'une nourriture abondante composée d'aliments substantiels et de boissons excitantes ; pour les vieillards maigres que leur profession oblige à rester en contact continuel avec l'air extérieur, les boissons alcooliques prises avec beaucoup de modération, conviennent parfaitement, il en est de même du thé et du café.

2° Se soustraire autant que faire se peut, à l'action du froid extérieur en restant dans un appartement sec et bien chauffé ou en se couvrant de vêtements épais et moelleux.

3° Vaincre le froid par l'exercice, soit en se livrant à des travaux manuels, soit en faisant à pied de longues promenades.

A l'occasion du froid, nous consacrerons quelques lignes relatives à la question du chauffage plus importante qu'on ne le croit au premier abord.

DU CHAUFFAGE

Pour échapper aux causes morbides que produit le froid, l'homme est obligé d'avoir recours à des moyens artificiels pour échauffer sa demeure et pour en chasser l'humidité dont les effets sont également nuisibles. Les moyens de chauffage actuellement en usage sont : la cheminée, le calorifère et le poële ; nous allons rendre compte des avantages et des inconvénients particuliers à chacun de ces modes de chauffage.

La cheminée entre autres inconvénients à celui de perdre les neuf dixièmes de la chaleur qu'elle produit, le rayonnement ne se fait qu'à une distance assez restreinte, de sorte que les personnes un peu éloignées du foyer n'en ressentent qu'à peine les effets bienfaisants ; près de la cheminée la chaleur est un peu trop élevée ; il en résulte que les personnes qui viennent s'y chauffer éprouvent une température trop élevée par devant, tandis que dans le dos, elles subissent une sensation de froid d'autant plus grande que l'appartement est plus vaste. Les cheminées qui fument, et c'est malheureusement le cas le plus commun, ont encore pour inconvénient de répandre dans l'appartement une fumée et des gaz produits par la combustion qui ont pour effets de provoquer une toux pénible, des maux de tête, des inflammations des paupières, quelquefois même de légers rhumes.

Malgré tout cela, la cheminée est le plus simple et le plus salubre de tous les moyens de chauffage.

Les feux de cheminée méritent d'autant mieux la préférence pour les personnes âgées et les constitutions faibles, que c'est aux extrémités infé· rieures qu'elles sont le plus sensibles à l'action du froid qui est pour elles une cause fréquente de rhumes, de fluxions, de douleurs vagues, de coliques, de mauvaises digestions, d'insomnie et de morosité. Tissot dit avoir connu un vieillard chez lequel le froid aux pieds causait un violent spasme de la peau accompagné de l'obscurcissement de la vue qui ne cessait que lorsque les pieds étaient réchauffés. On sait combien le froid habituel ou momentané des pieds est nuisible aux femmes à presque toutes les époques de la vie. Dans leur jeunesse, il leur procure des suppressions, des retards ou des irrégularités de la menstruation, et, en même temps, des névralgies de la tête, de l'estomac et des intestins ; plus tard, il est une des causes fréquentes des fleurs blanches auxquelles les

femmes sédentaires sont si sujettes, particulièrement dans les villes.

A l'âge de retour, le refroidissement des extrémités inférieures tend à rendre incomplètes les
dernières évacuations menstruelles, et à occasionner la congestion de l'utérus et des glandes mam-
maires, source d'hémorrhagies et d'inflammations
désorganisatrices.

La cheminée est donc le moyen que l'on doit
préférer à tous les autres, elle n'expose pas tant
aux maux de tête, elle est très-favorable au renouvellement de l'air, de plus la vue du feu jette une
douce lueur dans l'appartement et fait éprouver un
certain sentiment de joie et de bien-être.

Les vieillards doivent être prévenus aussi qu'il est
fort dangereux pour eux de dormir devant le feu,
la tête penchée en avant. Cette situation peut déterminer chez eux l'apoplexie, en faisant affluer le
sang vers le cerveau ; elle expose aussi au danger
d'une chute sur le foyer même, ce qui peut en
rendre plus graves encore les conséquences. C'est
ici le cas de rappeler aux personnes âgées et im-
potentes qu'elles ne devraient jamais rester seules
auprès du feu, une seule étincelle pouvant embra-
ser leurs vêtements avant qu'elles reçoivent du secours, ainsi qu'il est arrivé au roi de Pologne,
Stanislas, dans le siècle dernier.

Il existe plusieurs espèces de calorifères, mais ce mode de chauffage qui ne convient qu'aux grands établissements coûte des frais énormes d'installation ; nous recommanderons cependant à nos lecteurs celui de tous qui est le plus facile à installer et en même temps le moins dispendieux. Cet appareil peut s'adapter à toutes les cheminées; il consiste en un nombre variable de tuyaux de fonte, rapprochés les uns des autres et parallèles qui remplacent dans la cheminée l'âtre du foyer ; c'est donc sur ces tuyaux que le combustible se consume et comme ils sont ouverts en avant, l'air froid y pénètre, s'échauffe en les traversant et sort dans l'appartement par la partie supérieure de ces mêmes tuyaux qui deviennent alors comme autant de bouches de chaleur capables d'élever la température des appartements les plus vastes.

Le poële est la cheminée du pauvre, il sert dans les petits ménages à chauffer l'appartement et en même temps à préparer le repas. Ce mode de chauffage présente des inconvénients trop nombreux ; la chaleur qu'il répand étant très-intense il en résulte que l'air se trouve très-sec au bout de quelques instants, il convient dans ce cas de placer sur les poëles un vase rempli d'eau qui sous l'influence de la chaleur se change en vapeur et entretient un degré d'humidité convenable.

Les poëles dégageant aussi beaucoup d'acide carbonique, il faut, quand l'appartement est fermé presque hermétiquement, entr'ouvrir de temps à autre la porte ou une fenêtre afin de renouveler l'air.

Enfin les poëles en fonte exhalent une odeur désagréable qui cause des maux de tête violents et quelquefois aussi des étourdissements ; dans ce cas, on ouvre la porte afin de renouveler complétement l'air de l'appartement.

Il convient de faire remarquer en finissant que les clefs dont sont munis certains tuyaux de poële et destinés à fermer ces tuyaux sont d'un usage très-dangereux. Les gaz produits par la combustion ne pouvant plus se dégager au dehors envahissent l'appartement et leur présence peut être une cause d'accidents plus ou moins graves.

Nous ne saurions trop attirer l'attention de nos lectrices sur les mauvais effets que produit à l'âge de retour l'usage des *chaufferettes*. Ces appareils placés sous les pieds dégagent une chaleur considérable dont l'effet est de favoriser l'afflux du sang vers l'utérus, il peut résulter de cette congestion des accidents assez nombreux qui viennent compliquer les difficultés de la suspension définitive de l'écoulement périodique ; les femmes doivent donc renoncer à ce mode de chauffage. Pour y suppléer elles se serviront pour combattre le froid aux pieds soit d'une *chancelière*, soit de ces boules à eau bouillante qui sont entourées de tous côtés de tissus de laine, et qui, tout en donnant une chaleur douce, ont l'avantage de ne se refroidir que très-lentement.

DES HABITATIONS

L'air le plus salutaire est celui qu'on respire dans les lieux élevés, ouverts aux vents, bien éclairés, éloignés des eaux stagnantes et des forêts spacieuses, situés au levant ou au nord-est, et c'est aussi dans ces lieux que la santé se maintient le mieux et qu'on vit le plus longtemps.

Les pays entourés d'eaux stagnantes et fertiles en plantes aquatiques sont, en général, fort malsains. Il en est de même des lieux où il règne fréquemment des brouillards, de ceux qui sont sujets aux inondations, ou qui sont abrités des vents du nord et de l'est par des masses d'arbres, des montagnes ou des murs fort élevés.

La stagnation des eaux n'est dangereuse que parce qu'elle favorise la décomposition d'une foule de substances animales et végétales d'où résultent des émanations d'autant plus pernicieuses, que la chaleur se fait vivement sentir.

L'air qu'on respire dans les grandes cités, dans les villes manufacturières, dans les rues étroites, humides et fangeuses est nécessairement très-impur, car il est surchargé d'exhalaisons nuisibles. Voilà pourquoi il est si utile aux habitants des villes d'aller le plus souvent possible respirer l'air de la campagne ou d'y passer même toute la belle saison.

On conçoit d'après toutes ces considérations, que le choix d'une habitation est d'une grande importance pour la santé des personnes chez lesquelles s'affaiblit déjà l'énergie vitale.

Une maison, pour être salubre, doit être éloignée de tout foyer d'exhalaisons fétides et de tout abri capable d'intercepter l'accès de l'air et de la lumière. Elle est très-favorablement située lorsqu'elle est bâtie, entre cour et jardin, sur un sol pierreux, sec, élevé et à l'exposition du levant ou du midi, qui convient le mieux dans le climat tempéré et un peu brumeux de la France septentrionale.

La distribution doit en être telle, qu'il y ait des appartements tournés au nord ou à l'est pour l'été, et d'autres au sud pour l'hiver. Elle doit admettre l'air et la lumière par des ouvertures nombreuses, et le rez-de-chaussée doit être exhaussé de plusieurs pieds au dessus du sol, surtout s'il n'y a pas de caves. Dans ce cas, il conviendrait que l'intervalle du sol au plancher fût rempli de matières propres à absorber l'humidité, telles que des plâtras, des déblais, ou mieux encore du charbon.

C'est toujours au dessus du rez-de-chaussée que les personnes attentives à leur santé doivent prendre une chambre à coucher, plutôt grande que petite, bien exposée, sèche, éclairée et susceptible d'être promptement réchauffée par une cheminée bien construite. Malgré ces dispositions avantageuses, il faut avoir l'attention de ne point trop rapprocher les lits des murs qui recèlent souvent de l'humidité ; il faut éviter aussi de coucher dans des alcôves fermées et de s'entourer de rideaux impénétrables à l'air. Les fenêtres des chambres à coucher doivent être soigneusement fermées avant que le soleil ait abandonné l'horizon ; mais quand le temps est beau, il faut les ouvrir le matin dès qu'on a quitté la chambre, et surtout pendant que l'on fait les lits, pour favoriser le dégagement des miasmes et le renouvellement de l'air.

On reconnaît qu'un appartement est humide, et par conséquent insalubre, lorsqu'on voit les planchers et les meubles se pourrir, le papier se détacher des murs, le fer se rouiller, le sel de cuisine se fondre. Une telle habitation doit être abandonnée, si l'on tient à sa santé ; ou, s'il y avait nécessité d'y rester, on aurait soin de n'y pratiquer aucun arrosement, on y ferait du feu, le soir et le matin, même en été, on ouvrirait les fenêtres pendant la chaleur du jour, on éloignerait les lits des murailles, et l'on observerait plus exactement encore tous les autres préceptes de l'hygiène, pour atténuer une influence aussi fâcheuse que celle de l'humidité continue.

Indépendamment des vieillards et des femmes délicates, chacun devrait être prévenu du danger qu'il y a d'habiter trop tôt des maisons nouvellement bâties, récemment crépies ou peintes. Il faut souvent plusieurs années, surtout au milieu des villes, pour que des maisons neuves puissent être habitées sans compromettre la santé.

Enfin, on aura soin de ne pas réunir trop de personnes dans un petit espace. Un savant observateur, le professeur Piorry, affirme que dans une chambre trop étroite l'habitation d'un seul homme altère la composition de l'air, le vicie par l'accumulation des produits de l'exhalation des poumons et est la cause presque exclusive du développement de la fièvre typhoïde. Une habitation trop étroite favorise en général le développement des maladies épidémiques sur les personnes qui l'habitent et en rend les chances de guérison plus rares, les personnes atteintes d'affections du cœur y éprouvent beaucoup de gêne pour respirer.

On a calculé que pour être suffisamment aérée, une chambre doit avoir environ 4 mètres de longueur et de largeur sur 3 mètres 25 d'élévation.

Dans les villes, la salubrité d'une habitation dépend encore beaucoup de sa situation. Presque toutes les villes sont bâties sur le flanc d'une ou de plusieurs collines et il est certain que les habitation et l'air de la partie basse de la ville sont moins salubres que dans les parties élevées.

L'habitation est encore plus salubre, si l'agglomération des maisons qui l'environnent est moins considérable.

Une rue bien exposée aux rayons du soleil, large, bien aérée offre des avantages bien plus considérables que ces petites rues humides dans lesquelles les rayons du soleil ne pénètrent jamais, dans lesquelles l'air ne circule qu'avec peine, toujours chargé d'humidité et de miasmes et dont on reconnaît l'insalubrité sur le visage des gens étiolés et rachitiques qui y ont leur habitation.

Le voisinage d'une place, d'un boulevard, d'une promenade ou d'une large rue offre beaucoup d'avantages pour le choix d'une habitation.

CHAPITRE VIII

Des vêtements ; effets des diverses espèces d'étoffes ; la flanelle ;
la perruque ; le bonnet de coton. — Cravate ; chemise ; pantalon,
bretelles, caleçon, gilet, redingote, pardessus, manteau. — Gants,
bas, chaussons, chaussures. Toilette des femmes ; corset. Soins
de propreté. — Lotions. — Bains. — Frictions. — Affusions
froides. — Cosmétiques ; vinaigres, fards, essences, pommades,
savons, poudre. — Des soins à donner à la chevelure. — Teintures. — Soins à donner aux dents.

La rigueur du froid et les brusques variations
de l'atmosphère, dans notre climat, rendent nécessaires des vêtements qui, pour les habitants des
pays chauds, seraient un poids incommode et inutile. Ils ont plus d'importance encore pour l'âge
avancé qui, jouissant d'une moindre chaleur vitale,
a besoin de la conserver au moyen d'habillements
qui soient constamment en rapport avec la température de l'air, plus légers, par conséquent, en été,
et plus chauds en hiver.

On sait que les vêtements ont des effets très-
différents pour nous, selon les matières dont ils
sont tissus ou les couleurs dont ils sont teints. On

sait que ceux de laine, de soie et de coton sont plus chauds que ceux de toile, surtout quand ils sont d'une couleur foncée et qui se rapproche du noir ; que les tissus blancs, au contraire, s'échauffent beaucoup moins et méritent, par conséquent, la préférence pendant l'été.

Des nombreuses expériences qui ont été faites dans le but de se rendre compte de la valeur des tissus, il est résulté la preuve que de tous les vêtements, ceux qui sont le plus aptes à conserver la chaleur du corps et à le préserver de l'influence des agents extérieurs, sont ceux qui sont faits d'étoffe de laine blanche, légère, soyeuse, épaisse et dont les mailles peu rapprochées renferment une certaine quantité d'air.

Il est sans doute avantageux d'avoir contracté dès l'enfance l'habitude d'être légèrement vêtu, sans avoir à souffrir des changements de température, mais ce n'est pas à l'âge de retour, et moins encore dans la vieillesse, qu'on doit chercher à braver les vicissitudes atmosphériques. Le plus prudent alors est de s'en garantir en prenant de bonne heure ses habits d'hiver, et en ne les quittant que par degrés, et lorsque la belle saison est bien établie.

Les vieillards produisent peu de calorique, les changements brusques de température les impressionnent vivement, aussi, nous leur conseillons de se mettre en garde contre les dangers du froid en faisant usage de vêtements chauds.

Les étoffes de coton, et surtout celles de laine qui conservent bien la chaleur du corps, excitent la transpiration, absorbent la sueur, ont un contact doux et ne produisent jamais la sensation du froid, sont celles qui conviennent le mieux aux personnes délicates, surtout dans les contrées et les saisons où il y a le plus d'irrégularités dans la température. Mais ces tissus dont l'application immédiate sur la peau a en général des effets si salutaires chez les personnes d'une constitution lymphatique, chez celles qui sont sujettes aux affections catarrhales et rhumatismales, et chez les individus qui ont passé l'âge de retour, doivent être changés souvent, parce qu'ils s'imprègnent du résidu de la transpiration, cessent dès lors d'absorber aussi bien l'humidité de la peau et peuvent même irriter désagréablement cet organe. Au reste, quand on a contracté, à un certain âge l'habitude des vêtements de laine, lorsqu'on porte depuis longtemps de la flanelle sur la peau, il serait imprudent de renoncer à cet usage. On peut seulement, pendant les chaleurs de l'été, substituer des chemisettes de coton à celles de laine, quand ces dernières deviennent par trop incommodes, et reprendre la flanelle en automne.

Les femmes âgées offrent au froid un degré de résistance encore plus faible que les hommes, aussi se couvrent-elles de vêtements très-chauds.

Les vieillards dont la plupart du temps les cheveux sont tombés et dont la tête se trouve, par suite, presque complétement dégarnie, sont exposés à de nombreuses infirmités, parmi lesquelles nous signalerons les inflammations chroniques des paupières, les rhumes de cerveau, les névralgies, les maux de tête, etc., nous les engageons à se couvrir la tête pendant le jour au moyen d'une perruque, qu'ils remplaceront pendant la nuit par un foulard ou mieux encore par un bonnet de coton, coiffure qui, malgré le ridicule dont elle a été l'objet, n'en est pas moins commode et saine.

Quant aux femmes, elles ont presque toutes conservé leurs cheveux jusque dans un âge très-avancé et ne sont pas exposées aux mêmes infirmités, nous leur conseillons néanmoins pour la nuit, un bonnet léger retenu au moyen d'une bride nouée en dessous du menton. La coiffure ne doit jamais être trop chaude, car dans ce cas elle favoriserait l'afflux du sang vers le cerveau et par suite l'apoplexie et la congestion.

En hiver, quand le temps est trop froid, ou seulement humide, les personnes âgées se cacheront la partie inférieure du visage au moyen d'une de ces cravates larges à travers lesquelles l'air de la respiration est pour ainsi dire tamisé et arrive au poumon dans des conditions plus favorables à l'entretien de la santé.

Les cravates, quand elles sont trop dures et quand elles serrent trop le cou, compriment les vaisseaux et apportent ainsi dans la circulation du sang une gêne capable de déterminer au cerveau de graves accidents, surtout chez les personnes âgées.

La chemise est, de toutes les pièces qui entrent dans l'habillement, la plus importante peut-être. La chemise portée pendant le jour ne doit pas servir pendant la nuit, parce que pendant le sommeil les produits de la sécrétion cutanée s'accumulent à sa surface et l'imprègnent d'une certaine humidité. On doit changer de chemise deux fois au moins par semaine.

Les vieillards devront apporter un soin tout particulier dans le choix de leur pantalon ; ce vêtement doit être supporté par des bretelles, et non pas au moyen de cette ceinture employée par trop de gens et qui a pour effet de nuire à la respiration. à la digestion, de comprimer les viscères et de favoriser les congestions cérébrales; cette constriction a encore pour effet de favoriser le développement des hernies Quand le pantalon est d'une étoffe suffisamment épaisse et chaude, le caleçon ne devient plus qu'un vêtement de propreté destiné à absorber la sueur et les autres sécrétions de la peau.

Le gilet, comme le pantalon ne doit pas être serré de façon à gêner le libre développement de la poitrine pendant l'inspiration.

De tous les habits, le plus avantageux est la redingote, pouvant boutonner sur toute la longueur du tronc en permettant toutefois la liberté des mouvements et l'aisance dans le jeu des articulations.

Les personnes âgées ne doivent jamais sortir en hiver sans se couvrir d'un manteau ou d'un pardessus fermé et dont le col sera relevé de façon à protéger le cou contre l'influence du froid.

Les gants de peau sont les plus avantageux ; à l'élégance et à la propreté, ils joignent une grande utilité en protégeant contre le froid et en maintenant la peau des mains dans un état continuel de souplesse.

Rien ne convient mieux aux hommes de l'âge de retour et aux vieillards que de porter des bas de fil, de coton, de soie ou de laine suivant le temps et l'habitude, mais il faut, dans tous les cas, en changer fréquemment, car la transpiration des pieds mérite une grande attention, surtout dans l'âge avancé.

On sait qu'elle est favorisée par l'usage des bas et des chaussons de laine, qui sont les plus convenables pendant la saison froide et humide, soit pour les vieillards, soient même pour les femmes délicates parvenues à l'âge de retour ou qui l'ont franchi depuis peu. L'attention d'entretenir aux pieds une douce chaleur est une de celles qui exercent la plus heureuse influence sur la santé et suffit souvent à faire cesser un grand nombre d'indispositions et quelquefois même des affections invétérées.

Les femmes ont l'habitude de porter des bottines en cuir souple et mince qui à cause de leur peu d'épaisseur ne préservent ni du froid, ni de l'humidité, et occasionnent des rhumes, des enrouements, des angines et des maux de tête.

Les femmes assez raisonnables pour faire le sacrifice d'une mode ridicule au plaisir de jouir longtemps d'une bonne santé, adopteront une chaussure moins légère et assez large pour que le pied y soit logé à l'aise, car rien ne dispose plus une partie au froid que la compression, sans compter le désagrément des callosités et des cors qui en sont le résultat ordinaire.

Quant aux vieillards qui se sont tout à fait af-

franchis du joug importun de la mode, ils porteront des bottes larges ou de bons souliers faits d'un
cuir souple et, s'il se peut, imperméable ; ou du
moins ils se garantiront les pieds de l'humidité
froide qui cause tant d'indispositions, en garnis-
sant leurs souliers d'une semelle de liége ou de
crin changée chaque jour, en portant des chaussons de flanelle fréquemment renouvelés, des bas
de coton, de laine ou de filoselle, selon le temps,
et, dans la saison froide, des bas drapés par-des-
sus les bas ordinaires.

A la campagne, rien de plus salubre que l'usage
des sabots que l'on porte avec des chaussons de
laine ; les pantoufles que l'on a l'habitude de porter dans les habitations sont d'un bon usage.

Les vêtements de la femme ouverts par le bas
permettent à l'humidité et au froid d'agir presque
directement sur les organes, et de déterminer à
l'âge critique des accidents de gravité variable ;
nous leur conseillons de se couvrir les membres
inférieurs au moyen de pantalons de toile, de façon
à se préserver du contact des agents extérieurs.

De tous les vêtements de la femme, le corset a
été l'objet des attaques les plus vives et les plus
nombreuses, nous ne répéterons pas ici tout ce qui a
été dit, pour ou contre cette pièce d'habillement, nous adoptons les conclusions de Becquerel:

« Le corset, dit-il, doit permettre la liberté des
« mouvements et ne s'opposer en rien à la pléni-
« tude de la respiration. L'étoffe qui le constitue
« doit être souple et résistante, et seulement gar-
« nie de baleines. Les lames métalliques ne doi-
« vent pas y trouver place. Les épaulettes doivent
« être complétement rejetées. . . . .
« . . Dans le système actuel d'habillement de la
« femme, les jupes s'attachent au-dessus des
« hanches, dont la largeur et le volume leur ser-
« vent de soutien ; ce point d'attache a presque
« toujours lieu au corset, qui, s'il est bien fait,
« s'oppose à ce que ce nouveau lien comprime la
« base du thorax. »

Il est de la plus grande importance, pour les
deux sexes, que leurs habillements ne soient jamais
trop serrées et ne forment point obstacle au mouvement progressif du sang. Portal rapporte, dans
son *Traité de l'apoplexie*, l'histoire d'un grand
personnage qui fut frappé d'un coup de sang pour
avoir fait usage d'un caleçon et d'un corset lacés,
en vue de diminuer le volume de son ventre et de
ses membres.

DES SOINS DE PROPRETÉ

Comme la matière de la transpiration laisse sur la peau une sorte d'enduit, qui peut, à la longue, en déranger les fonctions, il est nécessaire de chan-ger souvent de linge et de recourir aux lotions, aux bains et aux frictions pour entretenir la pro-preté du corps et favoriser les fonctions de la peau. Les vieillards négligent trop souvent ces soins qui ont cependant la plus grande influence sur le main-tien de leur santé. Rien n'est en effet plus salutaire à tout âge, mais surtout à l'époque de la vie où les fonctions de la peau languissent, que de se laver tous les jours, soit à l'eau froide, soit à l'eau tiède, suivant les saisons et l'habitude, le visage, le cou, les mains et les pieds.

DES BAINS

Si des lotions partielles et journalières sont d'une utilité tellement évidente que leur usage fait essen-tiellement partie des habitudes que donne une bonne éducation, le bain qui consiste dans l'im-mersion du corps ou d'une partie du corps dans l'eau liquide ou en vapeur, n'est pas d'une moindre utilité dans un grand nombre de circonstances. Outre celle qu'il offre comme moyen de propreté, il produit divers changements organiques, selon diverses circonstances que l'art de guérir sait apprécier, et dont il fait l'application à divers états de maladie; mais nous ne devons considérer ici le bain que comme favorisant les fonctions de la peau, qui languissent toujours plus ou moins dans l'âge avancé, et qu'il importe infiniment de soutenir à un certain degré d'activité.

Nous avons vu dans le chapitre relatif à l'âge de retour chez les femmes, le parti qu'on pouvait tirer des bains dans divers cas. Quant aux personnes âgées des deux sexes, on doit les avertir que les bains tempérés sont, en général, les seuls qui leur conviennent. Chauds, ils fatiguent les organes, produisent des sueurs énervantes, exposent aux congestions cérébrales, réveillent quelquefois la goutte, et sont surtout nuisibles aux individus du tempérament nerveux. Froids, ils ont des effets non moins fâcheux, à raison de la faiblesse naturelle du vieillard qui ne permet plus aucune réaction de l'organisme. C'est le bain tiède qui lui est particulièrement utile, car il n'est ni tonique ni débilitant; il nettoie et assouplit la peau, dissout l'espèce d'enduit que la transpiration et la poussière forment à la surface du corps et qui y détermine souvent des éruptions dartreuses et des démangeaisons insupportables, repose les membres fatigués, donne de la souplesse à toutes les parties, relâche les tissus qui, dans la vieillesse, tendent toujours à se resserrer, rend plus facile le jeu des articulations, provoque le sommeil, et répand dans tout notre être un sentiment de calme qui donne plus de charme à l'existence.

Malgré tous ces avantages, nous sommes loin de conseiller indistinctement le bain tempéré sans mesure, à toutes les personnes d'un certain âge, quel que soit leur tempérament. L'usage fréquent des bains peut rendre la peau trop impressionable aux influences atmosphériques, surtout chez les individus de constitution lymphatique auxquels ils conviennent moins qu'aux natures bilieuses ou nerveuses. Les vieillards caduques doivent éviter les bains et les remplacer par des lotions partielles du corps au moyen de liquides excitants et aromatiques tels que l'eau de cologne, etc.

Les vieillards vigoureux prendront deux ou trois bains par mois et plus souvent encore, pendant la belle saison.

Le bain doit être pris lorsque le travail de la digestion est achevé, c'est pourquoi l'on donne ordinairement la préférence au matin. Si on le prend le soir, il faut que ce soit à une grande distance du repas et qu'on ne s'aperçoive plus de sa digestion,

La température du bain doit être telle, qu'on n'y éprouve ni la sensation du froid, ni celle de la chaleur.

La durée du bain doit être relative à l'état des forces et au but qu'on se propose. Si l'on n'a d'autre objet que la propreté et que l'on soit dans un état satisfaisant de santé, on ne doit pas craindre d'y rester une heure; mais si l'on est languissant ou qu'on éprouve dans le bain un sentiment de faiblesse, il faut alors en abréger la durée et prendre les précautions convenables contre l'intempérie de l'atmosphère. C'est à quoi les personnes âgées doivent être surtout bien attentives.

Lorsqu'on quitte le bain, la peau est momentanément plus impressionnable, et l'air environnant se trouvant communément à une température fort au dessous de celle de l'eau où l'on était plongé, l'on éprouve une sensation désagréable de froid qu'il convient de faire cesser promptement, en s'essuyant avec des linges chauds, soit pour se mettre au lit, soit pour reprendre ses vêtements. C'est surtout dans les temps froids ou humides que cette précaution est de rigueur, et il est prudent alors de prendre le bain chez soi et de pouvoir se coucher dans un lit chaud, après s'être fait essuyer.

Quoique les bains froids pris dans des eaux

courantes ou à la mer soient, en général, contraires aux vieillards et aux personnes languissantes chez lesquelles on peut craindre un défaut
de réaction ou une réaction dangereuse, il est cependant des cas où ils peuvent leur être utiles,
ainsi qu'à certaines femmes délicates et qui ont
passé l'âge de retour; mais les médecins doivent
seuls apprécier ces cas qui ne sont pas susceptibles d'être abandonnés à la sagacité propre des
personnes dépourvues de conseils éclairés.

Les bains partiels sont analogues aux bains entiers par leurs propriétés, et peuvent les remplacer
jusqu'à un certain point, mais sans produire des
effets aussi prompts et aussi marqués, à moins
qu'ils n'agissent comme révulsifs, ainsi qu'ils le
font quelquefois. C'est ainsi qu'opèrent, par
exemple, les *pédiluves* ou bains de jambes, que
l'on prend souvent dans l'intention d'attirer momentanément aux extrémités inférieures le sang ou
la chaleur qui se portent trop à la tête. Les femmes
font surtout un grand usage des bains de pied
dans diverses circonstances.

Tant qu'elles sont soumises au flux menstruel
sans être sujettes à des règles trop abondantes,
cette pratique est salutaire, quand il n'y a pas
soupçon de grossesse; mais lorsque la menstruation tend à se supprimer par l'effet de l'âge, ce

serait agir contrairement au vœu de la nature que d'employer les pédiluves.

Les demi-bains et les bains de siége demandent aussi, chez les femmes, une grande réserve et pour les mêmes raisons, car ils peuvent attirer et retenir le sang dans l'utérus, et lorsque cet organe n'est plus disposé au flux périodique, il peut rester congestionné, ce qui peut amener des conséquences fâcheuses.

Quand on ne se baigne que dans des vues de propreté, il est d'un bon usage de faire dissoudre dans l'eau du bain deux ou trois onces de savon commun, ou de se frotter tout le corps, pendant le bain avec cette substance qui peut seule quelquefois dissoudre l'espèce d'enduit terreux qui recouvre la peau. On sait que, pour augmenter la propriété révulsive d'un bain de pieds, on mêle ordinairement à l'eau tiède dont on se sert, une certaine quantité de moutarde en poudre, de cendres non lessivées, de potasse, de sel de cuisine, de savon ou de vinaigre, et qu'à l'aide de ces substances, la partie plongée dans le bain y devient plus ou moins rouge. Ces sortes de bains sont plus avantageux que les pédiluves très-chauds que quelques personnes emploient comme dérivatifs.

A l'égard des eaux minérales dont il existe une

si grande variété dans nos contrées, et qui peuvent offrir de si précieuses ressources dans le traitement des maladies de l'âge de retour et de la vieillesse, nous ne devons les regarder ici que comme moyens conservateurs de la santé, sous forme de bains. Je ne peux conseiller que les moins excitantes comme celles qui ne tiennent en dissolution que de faibles proportions de matières salines, ou celles qui favorisent les fonctions de la peau plus ou moins languissantes dans la vieillesse, comme les différentes eaux sulfureuses.

Mais les personnes âgées de l'un ou l'autre sexe et les femmes qui sont arrivées à l'âge de retour, ne doivent en faire un usage prolongé qu'avec beaucoup de circonspection, et sous la direction d'un médecin qui en ait étudié spécialement les propriétés, et qui soit capable d'en juger sans prévention.

DES AFFUSIONS D'EAU FROIDE

Dans les cas où on ne peut prendre de bains on peut les remplacer pour les affusions froides qui produisent le même effet que les bains froids, ne donnent lieu à des accidents que bien rarement et sont très-propres à tonifier l'organisme surtout en

été. Le meilleur procédé pour appliquer les affusions froides consiste à prendre une grosse éponge
que l'on trempe dans l'eau froide et que l'on pro-
mène sur toutes les parties du corps, on l'essuie
ensuite avec soin et on se remet au lit pendant environ une demi-heure.

DES FRICTIONS

Les frictions pratiquées sur les diverses parties
du corps au moyen de la flanelle sont d'une grande
importance relativement à la conservation de la
santé ; les anciens les employaient fréquemment et
avec succès contre un grand nombre de maladies et
pour combattre la faiblesse de certaines constitutions. Ces frictions ont pour effets de régulariser
les fonctions de la peau, de soutenir l'action organique, de la répartir en quelque sorte sur tous les
points du corps, d'accélérer la circulation générale
et capillaire et d'exciter l'action des sécrétions.
Pour obtenir des frictions, l'action salutaire qu'on
est en droit d'en attendre, il faut les pratiquer ré-
gulièrement tous les matins en se levant, et tous
les soirs en se couchant, en consacrant une demi-
heure au moins à chaque opération qui, pour être
faite convenablement, doit être confiée à une main
exercée, et pendant laquelle on frictionnera non-

seulement les membres, mais encore le tronc, et surtout l'épine du dos.

L'utilité des frictions ne tient pas seulement à la propreté dans laquelle elles entretiennent la peau, mais encore à l'activité vitale qu'elles lui impriment et qui se propage ou directement ou sympathiquement aux divers organes de l'économie. Le défaut d'action de la peau étant une grande infirmité de la vieillesse et la source d'une foule d'inconvénients, on ne saurait trop chercher à y remédier par des frictions fréquemment répétées, et l'opinion des médecins observateurs, depuis la plus haute antiquité, est unanime sur ce point.

DES COSMÉTIQUES

Parmi les cosmétiques si fréquemment employés de nos jours, il convient de signaler les dangers ou les avantages qu'ils présentent.

Les vinaigres sont presque tous d'un emploi avantageux, quand ils sont mélangés à une certaine quantité d'eau.

L'usage prolongé des diverses espèces de fard a pour effet d'enlever à la peau, sa souplesse et sa douceur naturelles ; elle se flétrit alors, devient rugueuse et revêt une coloration jaune, noirâtre, comme on peut le remarquer chez les vieux comédiens.

Les huiles essentielles qui ne sont employées que pour parfumer les alcoolats tels que l'eau de Cologne, sont d'excellents cosmétiques quand ces alcoolats sont étendus d'eau.

Les huiles essentielles servent encore à aromatiser les corps gras, huiles et graisses employées à la fabrication des pommades ; nous dirons plus loin quels sont les cas dans lesquels il convient d'en faire usage. Les pommades collantes, et les pommades en bâton dont on se sert pour fixer les cheveux n'ont pas de propriétés malfaisantes.

Les divers savons sont tous très-utiles, ils nettoient parfaitement la peau sans exercer sur elle d'action nuisible, et ils facilitent l'action du rasoir en ramollissant par leur contact les poils de la barbe.

La poudre de riz et toutes les autres poudres employées comme cosmétiques ne sont que de l'amidon ou de la fécule aromatisée qui servent à absorber la matière grasse secrétée en trop grande quantité par la peau chez certaines personnes.

Les cosmétiques dans lesquels on fait entrer des substances minérales sont presque tous nuisibles à la santé et doivent être mis de côté ; parmi ces cosmétiques figurent les poudres épilatoires, les fards, les teintures pour les cheveux, et quelques préparations astringentes.

DES SOINS A DONNER A LA CHEVELURE

Un grand nombre de personnes ont les cheveux enduits d'une substance grasse, et, dans ce cas, l'usage de la pommade est inutile et même nuisible parce que la pommade ne fait qu'exciter la secrétion du cuir chevelu et il en résulte certaines altérations de la racine du poil qui ne tarde pas à tomber. Les personnes dont le cuir chevelu ne secrète pas assez pour lubrifier les cheveux peuvent employer les pommades de temps à autre, à la condition toutefois de se savonner fréquemment la tête.

Que nos lecteurs se mettent en garde contre les annonces si nombreuses des charlatans qui préconisent des pommades pour faire repousser les cheveux. Le savant docteur Cazenave, dans son traité des maladies du cuir chevelu, affirme n'avoir jamais vu d'individu chauve recouvrer ses cheveux; il indique un excellent moyen d'en prévenir la chute, il suffit pour cela d'employer quand les cheveux tendent à tomber une pommade ayant pour base, soit le tannin, soit le sulfate de quinine, et aromatisée au moyen d'huiles essentielles.

Quant aux teintures pour les cheveux, il n'en existe suivant nous qu'une seule parfaitement inoffensive; c'est celle que signale Becquerel, et qui n'est autre chose qu'une solution concentrée d'encre de Chine dans l'eau et que l'on passe sur les cheveux au moyen d'une brosse.

La propreté approuvra l'usage où sont aujourd'hui les hommes de tenir leurs cheveux courts et de se brosser la tête ; mais les vieillards, qui ne sont pas encore chauves, ne doivent pas les faire couper de trop près, ni dégarnir trop brusquement leur crâne, surtout dans la saison froide et brumeuse.

DES SOINS A DONNER AUX DENTS

C'est une bonne habitude à prendre à tout âge que celle de se rincer la bouche en se levant, de passer sur ses dents une brosse douce, chargée d'une poudre dentifrice, et de répéter l'ablution de la bouche après chaque repas.

Parmi les poudres dentifrices destinées à blanchir les dents et à enlever le tartre il convient de placer au premier rang celle qui est composée d'un mélange à parties égales de poudre de quinquina et de poudre de charbon. Les autres

poudres dentifrices ont presque toutes l'inconvénient d'enlever rapidement l'émail qui recouvre
les dents, telles sont : les poudres de pierre ponce,
de corail, etc.

CHAPITRE IX

ALIMENTS ET BOISSONS.

L'exercice de la vie entraîne des pertes continuelles que nous devons réparer sans cesse, et nous trouvons des moyens de réparation dans un grand nombre de substances que la nature nous offre à profusion, parmi les produits du règne organique, le seul qui nous fournisse de véritables aliments, c'est-à-dire des matériaux susceptibles d'être introduits dans les voies digestives et d'y subir des changements qui les rendent capables de nourrir le corps.

A l'âge de retour et dans la vieillesse, ces substances ne lui procurent plus d'accroissement, elles se bornent à le maintenir dans un certain degré de force ; mais on conçoit que c'est alors qu'il est le plus important de faire un bon choix parmi elles, puisque l'activité des organes digestifs tend elle-même à s'affaiblir, et qu'elle s'épuiserait plus rapidement si l'on n'avait pas l'attention de la ménager par l'emploi bien réglé des aliments, qui a la plus grande influence sur l'état habituel de la santé et sur la durée de la vie.

Nous sommes évidemment destinés par notre constitution à vivre de substances végétales et animales, et non pas exclusivement des premières. L'expérience a prouvé en effet que, dans nos climats, le régime le plus salubre était celui dans lequel ces deux genres d'aliments entraient en proportions à peu près égales.

Parmi les substances alimentaires que nous tirons des végétaux, les plus utiles sont celles qui contiennent de la fécule, substance très-nourrissante et très-digestible. Les principales fécules sont celles qui se trouvent dans le froment, dans le seigle, dans l'orge, dans les pois, les lentilles et les haricots, il convient encore de citer les fécules étrangères telles que : le tapioca, le sagou, le salep, etc.

Ces diverses fécules qui n'exigent pour leur préparation qu'un peu de bouillon ou de lait, et qui n'ont pas besoin du secours de la mastication pour être bien digérées, peuvent faire, à tout âge, la base d'un bon régime ; mais elles sont particulièrement utiles aux personnes qui n'ont besoin que d'une nourriture douce et légère, comme les femmes qui arrivent à l'âge de retour, et aux vieillards qui manquent de dents pour triturer convenablement des aliments d'une certaine consistance.

Quant au pain lui-même, quand il est bien fait et suffisamment cuit, il est un bon aliment pour tous les âges ; mais le vieillard incapable de mâcher comme il faut fera bien de l'employer en panades et en soupes, à moins qu'il ne veuille recourir à quelque moyen mécanique pour suppléer à la mastication.

Les tempéraments sanguins, les personnes pléthoriques, les femmes sujettes aux pertes, les vieillards qui ont à craindre l'apoplexie doivent faire un usage fort discret du pain, et n'en manger que la croûte, beaucoup plus facile à digérer que la mie.

Le pain non levé, les gâteaux préparés avec le beurre ou le saindoux, et les diverses sortes de pâtes et de pâtisseries doivent être soigneusement exclus du régime des vieillards et des personnes délicates, car ils procurent des indigestions dangereuses.

Les fruits ne conviennent aux personnes âgées

qu'autant qu'ils ont atteint un degré satisfaisant de maturité ; pour certains estomacs faibles, il est même nécessaire de ne manger que des fruits soumis à une longue cuisson, ce qui en rend la digestibilité beaucoup plus considérable. Les fruits bien mûrs, outre leur peu de qualités nutritives, exercent sur la santé des personnes qui les digèrent bien une influence salutaire, mais il faut éviter d'en abuser sous peine de contracter des affections diverses, telles que la dyssenterie ou au moins des diarrhées très-violentes et très-fatigantes chez les vieillards.

La pêche présente un grand nombre de variétés recommandables par leur saveur, par leur parfum et l'abondance de leur eau. La prune offre plus de variétés encore que la pêche ; les plus nourrissantes et les plus faciles à digérer sont la reine-claude, le drap-d'or et la mirabelle, qui renferment en abondance de la matière sucrée. Celles qui sont les plus aqueuses fermentent aisément dans l'estomac et dérangent souvent le ventre. Quelques variétés servent à préparer des pruneaux qui jouissent d'une qualité laxative et peuvent être fort utiles aux vieillards que la constipation tourmente.

Les pommes ne se digèrent facilement que lorsqu'elles sont cuites ; quant aux poires, elles sont, en général, plus sucrées, plus agréables au goût et plus faciles à digérer quand elles ont atteint toute leur maturité.

Le raisin, dont il existe aussi de nombreuses variétés douées de saveur et propriétés différentes, possède à un haut degré toutes les qualités des autres fruits doux et sucrés. Quand il est bien mûr et cueilli depuis quelques jours, il se digère bien.

La citrouille, le potiron, le concombre, le melon surtout contiennent beaucoup de substance nutritive, mais les estomacs délicats doivent en user avec modération, parce qu'il passe aisément à la fermentation et dérange la digestion. Il est bon d'assaisonner le melon avec du sucre, du sel ou même du poivre, selon ses habitudes et la connaissance qu'on a de son estomac ; mais comme, ainsi que tous les fruits du même genre, il diminue la transpiration et jouit d'une certaine vertu laxative, il faut s'en défier dans les temps frais et pluvieux de l'été et de l'automne, ainsi que dans les localités humides, marécageuses, et pendant le règne des fièvres d'accès.

Les mêmes considérations doivent s'appliquer à l'usage du concombre, du pastèque ou melon d'eau, de la courge ou potiron, qui conviennent bien du reste aux estomacs chauds, aux personnes sanguines ou bilieuses, aux femmes pléthoriques : ces fruits fournissent aux vieillards un aliment qui exerce peu la mastication.

Les amandes douces doivent être mangées avec discrétion, car beaucoup d'estomacs ne les supportent pas bien.

Les amandes amères ne doivent être employées que comme assaisonnement, car elles contiennent un principe vénéneux, qui toutefois ne se manifeste que lorsqu'on en mange une certaine quantité.

Les noix et les noisettes sont aussi au nombre des semences dont on peut faire usage comme aliment ; mais quand elles ne sont plus fraîches, elles irritent la gorge et excitent la toux, ce qui tient à leur pellicule et à l'huile qu'elles contiennent et qui, par la dessication de ces semences, contracte de la rancidité.

Les plantes potagères ne contiennent qu'une certaine quantité de mucilage, ce qui fait qu'elles sont peu nourrissantes, et celles qui ont beaucoup de saveur sont employées plutôt comme assaisonnements que comme aliments. Elles ont presque toutes besoin d'être préparées par la cuisson qui les rend plus faciles à digérer ; néanmoins dans les estomacs faibles ou mal disposés, elles produisent souvent des aigreurs et des vents. Les plus salubres sont les diverses espèces de chicorées et de laitues, dont on mange fréquemment les feuilles en

salade ; la poirée, dont on n'emploie que la ner-
vure principale de la feuille ; l'arroche, l'oseille,
la mâche, les épinards et le pourpier, qui nourrissent peu, mais sont rafraîchissants et un peu
relâchants et conviennent parfaitement aux femmes
sanguines et irritables pendant et après la révolution de l'âge. Les vieillards dont l'estomac est
faible ne doivent manger qu'avec discrétion de ces
légumes.

Dans le genre des choux, dont on fait une si
grande consommation, les choux-fleurs et les bro-
colis sont les espèces les plus délicates et les plus
saines ; les autres sont moins faciles à digérer, et
les personnes délicates feront bien de s'en abstenir, ainsi que des navets, raves et radis, dont les
racines seules sont alimentaires, mais peu nourrissantes.

D'autres racines succulentes, comme celles du
salsifis, du céleri, de la carotte, de la betterave,
fournissent un aliment assez facile à digérer.

Les jeunes pousses de l'asperge sont recherchées
comme aliment et se digèrent bien. Leur usage
augmente la secrétion de l'urine, mais par cela
même elles ne conviennent pas aux femmes irritables pendant le dérangement de la menstruation,
ni aux vieillards disposés aux maladies des voies
urinaires.

Les graines légumineuses, avant leur maturité, comme la fève de marais, le pois, le haricot et leurs gousses vertes, se rapprochent, par leurs qualités, des plantes potagères ; elles sont tendres, sucrées, et faciles à digérer.

Parmi les autres aliments que fournit encore le règne végétal, je n'aurai garde n'oublier la truffe, si estimée des gastronomes et qui est réellement très-nourrissante, mais qui excite les organes sexuels et expose à de graves indigestions ceux qui abusent de cette production singulière, que ses propriétés stimulantes doivent exclure du régime des femmes arrivées à l'âge de retour et dont les vieillards prudents doivent se méfier aussi.

Les champignons méritent encore plus attention quand on les considère sous le rapport alimentaire. Au milieu de près de cinq cents espèces connues des botanistes, quelques-unes seulement sont innocentes, telles que le champignon de couches, l'oronge, le mousseron et la morille. A l'exception de cette dernière, qui est facile à distinguer, les autres espèces peuvent être confondues avec des champignons vénéneux, et cette méprise, qui arrive tous les jours, est une source continuelle d'accidents graves. Il est reconnu d'ailleurs que les meilleurs champignons sont indigestes ; il serait donc prudent que les personnes âgées, pour plus de sûreté, n'en fissent jamais usage.

Les autres productions du règne végétal qui entrent dans le régime alimentaire et que je n'ai point encore mentionnées sont plutôt des assaisonnements qui conviennent quelquefois aux vieillards, en ranimant l'action des organes digestifs lorsqu'ils sont languissants et complétement exempts d'irritation.

A la classe des assaisonnements appartiennent les différentes espèces d'ail, l'oignon et le poreau, qui favorisent les urines et la transpiration ; le piment et le poivre ; le girofle, la muscade, la vanille, le gingembre, la cannelle qui sont des stimulants énergiques de l'estomac, ainsi que le raifort, la moutarde, les cornichons, etc.

Ces assaisonnements aromatiques sont essentiellement nuisibles aux femmes à l'époque du dérangement de la menstruation ; ils ne conviennent aux vieillards qu'administrés avec beaucoup de réserve et les tempéraments lymphatiques sont les seuls peut-être auxquels ils puissent être utiles.

La propriété nutritive du sucre, cet assaisonnement que nous associons à tant de préparations alimentaires, est reconnue généralement.

Pris en petite quantité, le sucre facilite la digestion chez la plupart des personnes ; mais lorsque les organes digestifs sont disposés à l'irritation ou frappés d'un certain degré d'inflammation, son usage immodéré manifeste réellement des effets excitants, comme je l'ai observé maintes fois, et il est vrai de dire alors que le sucre *échauffe*. Les femmes pléthoriques, nerveuses ou bilieuses, éviteront donc d'en prendre avec excès pendant le dérangement de la menstruation et les années qui le suivent. Les hommes sanguins ou billieux qui entrent dans l'âge de retour en éviteront aussi l'abus qui est beaucoup moins à craindre pour les vieillards dont l'appareil digestif est accoutumé à une certaine excitation, et chez ceux qui, par tempérament, ont besoin d'être un peu stimulés.

Quant aux assaisonnements acides et à l'usage du vinaigre, les vieillards et toutes les personnes dont l'estomac est débile ou irritable doivent les éviter ou ne les employer qu'avec beaucoup de réserve.

C'est du règne animal que nous tirons nos aliments les plus réparateurs, ceux qui sous un petit volume renferment le plus de matière susceptible d'être convertie en notre propre substance. Le bœuf est celui de tous les animaux dont la chair fournit les principes les plus nutritifs, quand il n'est pas trop vieux et qu'il a été bien nourri. C'est avec elle qu'on prépare les bouillons qui, pour être salutaires, ne doivent pas être trop chargés de suc de viande ni de graisse, car alors ils sont difficiles à digérer. On sait de quelle ressource sont les bouillons bien faits pour les estomacs même les plus délicats, et pour les vieillards dont la mastication est difficile. Ils sont la base des soupes et des potages qui font leur principale nourriture.

La viande la plus nourrissante est celle des animaux dits de boucherie, la table suivante indique par ordre le degré de valeur nutritive de chacune de ces viandes.

Bœuf.	260
Mouton	220
Veau	190
Porc	190

La chair du bœuf est difficile à digérer et ne convient guère aux estomacs faibles ; la viande de mouton est beaucoup plus digestible; celle du porc est très-sapide et convient aux estomacs robustes. Le cochon de lait, qui est très-recherché à cause de son goût délicat, convient encore moins aux estomacs faibles. La chair du veau se digère plus facilement que les précédentes. Dans toutes ces viandes, il faut éviter de manger en trop grande quantité la graisse qui y abonde et qui est indigeste.

Certains animaux sauvages nous offrent des

chairs nourrissantes, riches en fibrine et faciles à digérer, qu'on qualifie de *viandes noires* pour les distinguer de celles dans lesquelles la gélatine est surabondante et qu'on nomme *viandes blanches*. Les premières contractent promptement la putréfaction dont un premier degré suffit pour attendrir leur tissu, et, pour les manger, on attend ordinairement ce point qui développe un fumet recherché par les gastronomes. Ces viandes noires, fournies par le sanglier, le cerf, le chevreuil, le lièvre et le lapin adultes, sont très-nourrissantes, mais indigestes et échauffantes. Il n'y a que les *levreaux* et les *jeunes lapins* qui puissent convenir aux personnes dont je m'occupe ici.

La chair des oiseaux est en général plus légère, plus facile à digérer, mais moins nourrissante que celle des quadrupèdes. On préfère avec raison, pour l'usage alimentaire, ceux qui se nourrissent de grains et de fruits, à ceux qui se nourrissent d'insectes et de poissons, et le printemps est la saison où leur chair est moins tendre et moins succulente.

Parmi les oiseaux domestiques, les jeunes poules et les poulets fournissent un aliment très-doux et fort convenable aux constitutions délicates et aux personnes âgées. Ceux qu'on engraisse par artifice, comme les chapons et les poulardes, ont un goût exquis, mais sont d'une digestion moins facile à raison de l'accumulation de la graisse dans certaines parties de la volaille, que doivent éviter do manger les personnes valétudinaires, et celles qui ne sont pas sûres de leur estomac.

La chair des poulets n'est plus aussi tendre quand ils ont plus d'un an, et n'offre plus une nourriture aussi légère.

Le pigeon surtout, quand il est jeune, est un aliment de bon goût et assez nourrissant.

Les personnes âgées éviteront de manger de l'oie et du canard sauvage, surtout le soir. Le canard domestique, la sarcelle et la poule d'eau sont plus digestibles, mais les vieillards prudents n'en mangeront qu'avec modération.

Parmi les oiseaux sauvages qui conviennent le mieux aux vieillards, nous citerons : le faisan, le perdreau, la gélinotte, la perdrix rouge, le coq de bruyère , l'alouette, la grive, le râle, les bécassines et les bécasses, le pluvier et le vanneau. Pour attendrir encore la chair de ces oiseaux et particulièrement celle de la bécasse, on est dans l'usage d'attendre un commencement de putréfaction.

C'est aux oiseaux de basse-cour que nous devons les œufs, qui sont un des plus précieux aliments pour les valétudinaires, les convalescents et les vieillards.

Le blanc d'œuf est nourrissant, mais se digère en général moins facilement que le jaune, qui est très-soluble et très-restaurant. On sait qu'il fut presque le seul aliment avec lequel Cornaro prolongea sa carrière. Mais pour que l'œuf se digère bien, il faut qu'il soit frais et qu'il ne soit point coagulé par l'action du feu.

Deux œufs frais ou un lait de poule sont, pour beaucoup de personnes âgées, un déjeuner ou un souper dont elles se trouvent très-bien.

La plupart des poissons ont la chair tendre e sont d'une digestion facile, mais nourrissent moins que les aliments que nous avons passés en revue.

Il est des poissons dont la chair compacte et onctueuse se digère avec difficulté ; ceux dont la chair est tendre doivent être préférés pour les estomacs faibles. Ils doivent être mangés frais, et la raie seule, peut-être, fait exception à cette règle.

Les principaux poissons d'eau douce sont : la brème, poisson gras, onctueux, d'une digestion pénible ; le brochet, la perche dont la chair est délicate et légère ; le saumon, l'anguille, la lamproie et la tanche conviennent peu aux estomacs débiles. Il n'en est pas de même de l'ombre, de la truite, de la carpe et de la lotte qui sont des poissons légers et délicats.

Les poissons fumés ou salés ne conviennent pas aux vieillards.

Parmi les poissons de mer nous citerons la morue, le hareng, le merlan, le turbot, la sole, la limande, la dorade et la raie. Le rouget et le maquereau ne conviennent qu'aux estomacs robustes.

Ces divers poissons, tant de mer que d'eau douce, offrent de précieuses ressources aux vieillards privés de dents et qui ne peuvent mâcher convenablement les viandes d'un tissu serré.

Les crustacés offrent quelques espèces alimentaires, comme l'écrevisse de rivière, qu'on sert sur nos tables, et qui, renfermant une grande quantité de gélatine, est très-nourrissante.

Les écrevisses de mer, comme le crabe, le homard, la langouste, ont la chair ferme, savoureuse, mais difficile à digérer : aussi ne conviennent-elles pas aux estomacs débiles ni aux vieillards.

Parmi les mollusques ou coquillages, l'huître fraîche et crue fournit un aliment savoureux et nourrissant qui convient même aux vieillards dont il excite l'appétit, mais dont ils ne doivent pas abuser. La moule lui est bien inférieure en qualités, et, de plus, son usage, ainsi que celui des écrevisses de mer, occasionne quelquefois une efflorescence à la peau, ce qui doit rendre ces aliments suspects aux personnes délicates ou âgées.

Le lait, le beurre, le fromage et le miel sont encore des substances alimentaires très-utiles que nous fournit le règne animal. Le lait, qui est la première nourriture de l'enfance, convient encore, dans beaucoup de cas, aux derniers âges de la vie; il nourrit parfaitement ceux dont les organes commencent à s'affaiblir et qui mènent une vie peu exercée. Il suffit, dans la vieillesse, à l'entretien des forces.

Le beurre, la crème sont employés plus souvent comme assaisonnements que comme aliments chez les personnes âgées qui doivent n'en faire usage qu'avec discrétion. Les diverses espèces de fromages constituent un excellent dessert, ils sont très-nourrissants et devront n'être pris qu'en petite quantité par les vieillards dont le tempérament est pléthorique.

ASSAISONNEMENTS

Les assaisonnements ont pour objet de rendre plus savoureux et plus faciles à digérer les aliments auxquels on les associe.

Le plus nécessaire et le plus fréquemment employé est le sel marin, indispensable à l'homme, car sans lui, la digestion languit, la nutrition s'o-

père mal et un homme complétement privé de sel
finirait par succomber. Pris en trop grande abondance, il irrite l'estomac et provoque la soif.

Après le sel, l'assaisonnement le plus général
dans nos habitudes actuelles est le sucre, matière
nutritive qui plaît à tous les âges, qui entre dans
une foule de préparations alimentaires, et qui sert
à conserver les fruits ou leurs sucs sous les formes
les plus variées et les plus agréables.

Le miel peut remplacer le sucre dans beaucoup
de circonstances, et par ses propriétés laxatives, il
peut rendre de grands services aux vieillards qui
sont presque toujours tourmentés de la constipation, ainsi qu'aux personnes de l'âge de retour qui
partagent la même disposition. Il suffit quelquefois de manger le soir du miel en rayons, ou des
compotes de pommes, de poires ou de pruneaux
préparées au miel, pour avoir le ventre un peu
libre le lendemain, et ce moyen de faciliter une des
fonctions les plus importantes de l'économie animale ne doit pas être négligé dans l'âge avancé.

Les assaisonnements de nature acide comme le
vinaigre, le citron, les cornichons confits, lorsqu'on en fait un usage habituel, fatiguent les estomacs délicats et les vieillards ne doivent pas en
abuser. Les femmes arrivées à l'âge de retour auront soin de se prémunir contre les dangers qui

résultent de l'usage de ces assaisonnements auxquels on sait que quelques personnes ont imprudemment recours pour se faire maigrir ou pour prévenir un embonpoint qu'elles redoutent.

Les *épices*, comme le poivre, la cannelle, les clous de girofle, le gingembre, la noix muscade, la moutarde et le raifort qu'on associe à l'usage des viandes grasses, en facilitent la digestion chez les individus dont l'estomac est peu irritable, mais l'abus peut en être fâcheux, car si les tempéraments lymphatiques, si quelques estomacs tombés dans une atonie véritable, ont besoin d'être stimulés ainsi pour que la digestion s'opère, il n'en est pas de même des estomacs irritables et des tempéraments bilieux, sanguins ou nerveux, chez lesquels de pareils assaisonnements préparent des inflammations chroniques et des lésions graves des viscères abdominaux, après avoir exalté les fonctions digestifs et avoir produit un excès de nutrition qui dispose fréquemment à l'apoplexie.

Les corps gras, comme l'huile, le saindoux, le beurre, la crème, doivent être employés avec beaucoup de réserve chez les vieillards, car ces substances donnent lieu fréquemment à des indigestions dangereuses.

DES BOISSONS

L'eau, qui est la boisson la plus naturelle de l'homme, doit réunir, pour être salubre, plusieurs qualités que chacun doit connaître. La meilleure est celle qui est fraîche, limpide, sans couleur, sans odeur, qui s'échauffe promptement et se refroidit de même, qui ne produit aucun sentiment de pesanteur à l'estomac, qui dissout parfaitement le savon et cuit les graines légumineuses sans les durcir ; telle est ordinairemeut celle qui, avant d'arriver à la surface du sol, a parcouru un certain espace à travers le sable ou les cailloux.

Les eaux des rivières et des fleuves flattent moins le goût que les eaux de source, mais elles sont, en général, de très-bonne qualité. L'eau de pluie recueillie dans des citernes (n'est pas propre à l'alimentation parce qu'elle ne contient pas une quantité suffisante des sels qui rendent l'eau saine et potable.

Les eaux stagnantes sont très-malsaines à cause des matières organiques qui s'y trouvent et qui sont en décomposition ; toutefois, si l'on était réduit à les employer, il faudrait,

du moins, les filtrer dans des fontaines garnies de
sable et de charbon de bois, qui a la propriété de
neutraliser les émanations fétides, et de faire disparaître les effets de la putréfaction.

L'usage d'une eau pure et de bonne qualité a été
regardé, de tout temps, comme un excellent
moyen de se préserver des maladies et d'arriver à
un âge très-avancé ; et l'on cite plusieurs cente-
naires qui n'avaient jamais bu que de l'eau depuis
leur enfance.

L'usage de l'eau pure à l'époque de la cessation
des règles est d'un effet très-salutaire et nous ne
saurions trop en recommander l'usage aux femmes
parvenues à l'âge de retour.

Quant aux vieillards qui ont toujours eu l'habitude de ne boire que de l'eau, il n'y a aucune raison solide qu'on puisse opposer à la continuation
de cet usage, surtout chez les individus d'un tempérament sanguin, bilieux ou nerveux. Pour ceux
d'une constitution lymphatique, il est rare qu'un
instinct naturel ne les ait pas éloignés du régime
aqueux et ne leur ait pas fait contracter le goût
des boissons fermentées.

Parmi les boissons aqueuses qui contiennent un
principe aromatique, on ne fait guère usage, dans
l'état de santé, que de l'infusion de thé et de celle
de café.

La première qui est en usage, depuis un temps immémorial, dans la plus grande partie de l'Asie, et à laquelle on attribue la rareté de la goutte et de la gravelle parmi les Chinois, qui en font une immense consommation, est une boisson agréable qui facilite la digestion, la transpiration et les autres sécrétions, et qui excite une douce gaieté sans produire jamais l'ivresse.

L'infusion de thé prise chaude et sucrée est assez nourrissante, elle est plus favorable à la digestion que l'infusion de café ; quand on la prend avec modération, elle a pour effet d'activer les fonctions physiques et intellectuelles; ainsi elle favorise les sécrétions, stimule les fonctions du cerveau : nous ne saurions trop en recommander l'usage aux personnes qui s'adonnent aux travaux intellectuels. L'infusion de thé convient encore aux estomacs faibles chez lesquels la digestion ne s'opère qu'avec lenteur, il a une grande influence sur la rapidité de la digestion surtout quand il est mélangé à une petite quantité de lait ; on ne doit en faire usage que deux heures après le repas.

L'usage modéré d'un thé léger peut donc être utile aux personnes de l'âge de retour et aux vieillards. Mais on doit en éviter l'abus, surtout lorsque le tempérament nerveux domine, sous peine d'être

exposé à l'insomnie, aux vertiges et aux palpitations.

Une autre infusion dont l'usage est infiniment
plus répandu parmi nous, c'est le café, qui plaît
généralement au goût, à l'odorat, et jouit de la
propriété de favoriser la digestion, de dissiper les
pesanteurs de tête et d'exciter toutes les facultés
intellectuelles sans produire l'ivresse.

La café à l'eau convient surtout aux personnes
grasses, aux individus sédentaires, aux hommes
de cabinet disposés à prendre trop d'embonpoint
et doués d'une fibre molle et peu irritable.

Il convient moins et peut même être nuisible
aux personnes sanguines ou nerveuses, aux vieillards d'une constitution sèche, aux individus
maigres, sujets à l'insomnie, fatigués par des névralgies, des maladies de la peau ou des accès de
goutte.

Comme excitant du système sanguin et du système nerveux, le café, pris avec excès, favorise la
tendance à l'apoplexie, aux hémorrhoïdes, chez les
personnes qui y sont prédisposées ; il entretient
l'inflammation chronique des viscères abdominaux
que son abus a souvent déterminée ; il produit le
tremblement, éloigne le sommeil, exalte momentanément les forces, soit au physique, soit au moral,
mais ne les répare pas.

Il est évident, d'après cet exposé, que le café à l'eau ne convient point aux femmes sanguines ou nerveuses pendant l'âge do retour.

En résumé, le café est une excellente boisson pour les estomacs robustes; pris à la fin du repas, il facilite la digestion, mais pour en obtenir de bons résultats il faut laisser écouler un certain temps entre la fin du repas et le moment de prendre le café. Comme le thé, cette infusion est favorable aux gens adonnés aux travaux intellectuels. Le café est d'autant plus salutaire qu'on le prépare à froid et qu'on le prend froid. Lorsqu'on a contracté l'habitude de prendre du café, il est presque impossible d'y renoncer sans en éprouver des inconvénients.

Les boissons fermentées le plus en usage parmi nous, sont le vin, la bière et le cidre. Ces boissons, qui diffèrent entre elles par leur goût plus ou moins agréable, et surtout par les proportions dans lesquelles s'y trouvent l'alcool et quelques autres principes, servent non-seulement à étancher la soif, mais encore à nourrir le corps, à exciter l'action des organes digestifs et du cerveau, et à produire en nous un sentiment de bien-être qui les fait rechercher par la plupart des hommes.

Le vin est une boisson aussi agréable que salutaire quand il est de bonne qualité et qu'on en use sobrement. Alors il relève les forces, augmente l'énergie vitale, favorise la transpiration et donne de la gaieté. Pris avec excès, il produit l'ivresse, dont la fréquente répétition occasionne l'apoplexie, le ramollissement du cerveau, la stupidité, la démence, le tremblement, le dérangement des fonctions digestives, l'inflammation chronique des viscères du bas-ventre et l'hydropisie, qui en est presque toujours la suite.

L'abus immodéré du vin conduit à l'alcoolisme ; et alors le caractère physique ne tarde pas à se modifier.

« L'incertitude et le peu de sûreté des actions, « dit Becquerel, la difficulté et la lenteur des con- « ceptions, la diffusion des idées, la perte de la « mémoire et du jugement, sont les résultats de « cette transformation du caractère. En même « temps ces individus deviennent pusillanimes, « lâches et mous : ils n'ont de goût pour rien ; « l'appétit vénérien diminue ; enfin, la décadence « morale et physique ne tarde pas à frapper pré- « maturément les hommes qui ont contracté cette « malheureuse habitude. Il ne reste plus que l'i- « magination, sous l'influence de laquelle naissent « des hallucinations qui, plus tard, conduisent à un « délire continuel.

« Tel est le tableau de la dégradation qui sur-

« vient chez les individus qui s'adonnent à l'ivro-
« gnerie. »

Les femmes sanguines, irritables, exposées à des
pertes abondantes, doivent éviter l'abus du vin,
pendant l'âge de retour, ainsi que les hommes pléthoriques et nerveux, dont le corps est peu exercé
et qui font habituellement bonne chère.

Les vieillards, les convalescents et les personnes
débiles doivent éviter l'usage des vins nouveaux,
attendu que leur fermentation n'étant point encore
achevée, la digestion en est souvent pénible. Les
vins vieux, qui sont moins excitants, moins chargées d'alcool, et de matière colorante, leur conviennent mieux ; selon les qualités, les habitudes et les tempéraments, ils préféreront, pour
leur usage habituel, les vins rouges de Bourgogne,
de Champagne, de Bordeaux ou des bons cantons
du Jura. Ceux du Midi sont, en général, trop capi-
teux pour l'usage ordinaire.

Les vins *clairets* ou *rosés* mousseux, bien trem-
pés d'eau, font une boisson aussi agréable que salubre dans les grandes chaleurs de l'été, et j'en ai
souvent fait ajouter, avec avantage, à la limonade,
dont certains vieillards aiment à faire usage, soit
dans cette circonstance, soit dans quelques
autres.

Quant aux vins riches en matière sucrée, en al-

cool et en arome, comme les vins de Chypre, de
Chio, du Malaga, d'Alicante, de Xérès, de Tokai,
etc., ils sont fortifiants et très-réparateurs ; toutefois, les vieillards ne doivent en prendre qu'a-
vec réserve, afin de se ménager une ressource précieuse que peuvent leur offrir aussi quelques vins
de France, tels que ceux de Frontignan, de Lunel,
et les vins de paille du Jura.

Après le vin, la bière est la boisson fermentée
dont on fait le plus d'usage dans nos contrées. Elle
est plus nourrissante et moins spiritueuse que le
vin ; elle est, par conséquent, moins échauffante ;
cependant, il faut en user sobrement, car l'ivresse
produite par la bière est plus dangereuse que celle
qui est occasionnée par le vin. Les personnes qui
ont l'estomac faible et qui sont surchargées d'embonpoint doivent éviter l'usage de la bière ; cette
boisson ne peut être que salutaire aux vieillards
qui y sont accoutumés et qui la digèrent bien.

Le cidre et le poiré, dont on fait un grand usage
dans quelques-uns de nos départements de l'ouest,
sont des boissons salubres et nourrissantes lorsqu'elles ont fermenté d'une manière convenable, et
Bacon parle de huit vieillards du comté d'Here-
fort, qui n'avaient jamais bu que du cidre, et qui
étaient encore si forts et si vigoureux, quoique
leurs âges réunis fissent plus de huit siècles, que

dans une fête du premier jour de mai on les vit danser avec autant d'agilité que les jeunes gens.

Ces boissons sont nuisibles lorsqu'elles sont récentes ; les personnes qui ne sont pas habituées à ces boissons en éprouvent des effets variables ; chez les uns, elles occasionnent des aigreurs, des flatuosités ; chez les autres des diarrhées, quelquefois même des dyssenteries.

Le poiré exerce sur le système nerveux une surexcitation très-nuisible et qui jusqu'à ce jour n'a pas été signalée dans les ouvrages de médecine. Il nous a été donné d'observer la fâcheuse influence de cette boisson sur le cerveau ; aussi, nous engageons nos lecteurs à n'user du poiré qu'avec la plus grande modération.

Nous avons parlé plus haut de l'alcoolisme produit par l'abus du vin ; les liqueurs alcooliques, telles que l'eau-de-vie, l'absinthe, etc., produisent des effets plus désastreux encore.

Pour un très-petit nombre de cas où ces liqueurs, prises en petite quantité, peuvent aider à la digestion et relever instantanément les forces abattues, il en est une multitude où elles agissent à la manière d'un véritable poison qui brûle lentement les organes digestifs, y produit des lésions irrémédiables, répand le trouble dans les fonctions des nerfs et du cerveau, et amène une vieillesse

prématurée, lorsqu'il n'occasionne pas des inflammations qui donnent promptement la mort, comme
on en voit chaque jour des exemples.

L'emploi le plus dangereux que l'on puisse faire
de l'eau-de-vie et des liqueurs analogues, c'est
d'en boire à jeûn, comme le font la plupart des
ouvriers et des femmes du peuple. Du moins,
lorsque l'estomac est rempli d'aliments, ils s'imprègnent de la boisson perfide et en affaiblissent
l'impression sur ce viscère.

Quel que soit l'agrément des liqueurs dont l'esprit de vin fait la base et dont l'art a su varier à
l'infini le goût et le parfum, on ne devrait s'en permettre l'usage, même momentané, que dans deux
circonstances seulement : lorsqu'il est urgent de
relever rapidement les forces abattues ou épuisées
par des causes qui opèrent subitement, comme dans
les cas de défaillance, et quand on est exposé à un
grand froid.

DE L'APPÉTIT

L'appétit bien prononcé est le signe auquel nous
reconnaissons que le corps a besoin de nourriture,
et que tous les organes qui concourent à la digestion sont convenablement disposés pour remplir

leurs fonctions. L'absence de l'appétit annonce l'état contraire, et il est prudent alors de s'abstenir de manger jusqu'à ce que l'aiguillon de la faim se fasse sentir.

Il est, en général, imprudent de manger entière à son appétit quand on est parvenu à l'âge de retour et surtout à la vieillesse, lorsqu'on est habituellement bien nourri et qu'on mène une vie sédentaire et inactive, parce que dans ce cas on prend un embonpoint exagéré, on devient lourd, assoupi et sujet aux congestions.

L'estomac, qui est le principal organe de la digestion, a, pour ainsi dire, dans chaque individu, sa manière d'être, son degré particulier d'énergie, ses préférences, ses répugnances et même ses caprices. Toutes ces modifications vitales sont ordinairement bien connues des personnes qui sont arrivées à l'âge de retour et surtout à la vieillesse. Or, il est sage qu'elles y aient constamment égard, ainsi qu'à l'habitude, dans le choix des aliments ; car il est très-certain que ceux qu'on digère le mieux et auxquels on est le plus accoutumé sont préférables, quoique moins salubres, à ceux d'une meilleure qualité pour lesquels on a de la répugnance ou dont on n'a pas l'habitude.

La mastication étant la condition préalable de la digestion parfaite des substances solides, qui se

dissolvent d'autant plus facilement dans le suc gas-
trique qu'elles ont été mieux triturées et plus imprégnées de salive, les personnes soigneuses de
leur santé doivent bien mâcher leurs aliments ; et
si l'état des dents ne permet pas une mastication
exacte, comme il arrive souvent dans l'âge avancé,
elles doivent choisir alors, pour leur nourriture,
des potages, des purées, des gelées, des viandes
tendres, etc., ou se servir d'instruments appropriés
pour diviser et mâcher, en quelque sorte, les aliments d'une consistance dure.

Un moyen sûr de ménager les forces de l'estomac est de ne pas dépasser les bornes du besoin,
de ne faire usage que de mets préparés très-simple-
ment et de n'en admettre qu'un petit nombre à
chaque repas, car rien n'excite plus l'appétit que
leur variété.

La régularité des repas est utile aux personnes
d'une constitution délicate, ainsi qu'à celles qui sont
avancées en âge, parce que l'habitude, qui exerce
une si grande influence sur les divers actes de l'é-
conomie, favorise singulièrement l'action de l'estomac que viennent réveiller, à certaines époques
de la journée, le besoin et la vue des aliments.
Si tout le monde est d'accord sur ce point, il n'en
est pas de même sur le nombre et la nature des
repas qu'on doit faire. Quelques personnes ne font

qu'un seul repas ; mais il est bien difficile qu'alors l'estomac n'ait pas à souffrir et d'une trop longue vacuité et d'une trop grande réplétion. Deux repas par jour satisfont un peu mieux au besoin de la nature, qui, en général, exige de nouveaux aliments six heures après que l'estomac en a reçu une quantité médiocre ; mais trois conviennent mieux encore aux personnes qui mangent peu à la fois, et qui ne veulent s'exposer ni aux inconvénients d'une trop longue vacuité de l'estomac, ni à ceux d'un repas trop copieux.

Après l'appétit, le meilleur assaisonnement des repas est la gaieté; nouveau motif pour les prendre en commun, au milieu de sa famille et de ses amis, et non pas solitairement. Ces réunions, où le plaisir de la conversation vient s'associer à l'un des actes les plus nécessaires de la vie physique, et le transforme en un délassement agréable, ont aussi pour avantages de faire manger plus lentement, d'augmenter la sécrétion de la salive, et d'exclure toute contention d'esprit, circonstances singulièrement favorables à la digestion.

Telles sont les règles générales du régime alimentaire que doivent suivre les personnes qui ont passé l'âge de l'accroissement, et qui veulent conserver leur santé dans les âges suivants en prolongeant autant que possible leur existence.

CHAPITRE X

Rien ne contribue plus au maintien de la santé
que la facilité et la régularité des *excrétions* qui
ont pour objet d'entraîner hors du corps des matières qui sont désormais impropres à le nourrir,
et dont la rétention serait une cause de trouble
pour l'économie animale.

Parmi les évacuations, les plus importantes sont
la transpiration, les selles et les urines. La première, qui s'exhale continuellement de toutes les
parties du corps, sous forme de vapeur, ou sous
forme liquide, ce qui constitue la sueur, se fait
aussi dans l'intérieur des voies respiratoires et
digestives, et l'on observe que ces deux sources de
transpiration se remplacent mutuellement, et que
l'augmentation de l'une entraîne ordinairement la
diminution de l'autre. Il existe aussi un rapport

constant entre cette évacuation et les urines, qui sont d'autant plus rares que la transpiration est plus abondante, et réciproquement. Chacun sait qu'on transpire plus en été qu'en hiver, saison pendant laquelle on urine aussi davantage. La transpiration est en général proportionnée à l'activité de la circulation ou à l'énergie vitale de la peau : il n'est donc pas surprenant qu'elle diminue dans la vieillesse et languisse chez les individus faibles. On remarque aussi qu'elle est moindre pendant le sommeil.

La transpiration excessive jette le corps dans l'épuisement et affaiblit beaucoup l'énergie morale. La diminution et surtout la suppression de cette évacuation ne sont pas moins à craindre, et donnent lieu à diverses maladies qui affectent spécialement les membranes muqueuses et que contractent facilement les personnes impressionnables.

Les moyens propres à rétablir la transpiration, lorsqu'elle a été supprimée ou dérangée brusquement, consistent dans l'usage des bains tièdes de tout le corps, ou du moins des pieds et des mains, suivis de frictions sèches ; après quoi il est convenable de se coucher dans un lit chaud, et d'y prendre quelques boissons tièdes, comme du thé, de l'infusion de fleurs de tilleuls ou de sureau, de préférence au vin, qui détermine quelquefois une réaction inflammatoire. On continue ces moyens jusqu'à ce qu'il soit arrivé un commencement de sueur que l'on soutient pendant quelques instants.

L'importance de la transpiration par rapport à l'intégrité des autres fonctions, la tendance qu'a cette excrétion à diminuer graduellement à mesure que l'énergie vitale s'affaiblit et que le tissu de la peau se dessèche, font aux personnes qui avancent en âge une loi rigoureuse de ne rien négliger de ce qui peut favoriser cette fonction, car c'est le moyen de prévenir les catarrhes, les douleurs rhumatismales et articulaires, les fluxions, les engorgements, etc., si communs au déclin de la vie. Elles entretiendront donc constamment la peau dans un état de propreté et de souplesse, en prenant de temps en temps des bains tempérés de tout le corps en portant sur la peau des tissus de laine ou de coton.

L'évacuation régulière des selles exerce aussi une grande influence sur la santé. En effet, la constipation dispose aux maux de tête, aux vertiges et au dérangement de l'appétit et de la digestion ; d'un autre côté les efforts violents que font, pour aller à la selle, les personnes constipées peuvent amener des accidents graves : l'apoplexie, par exemple. Les causes ordinaires de la constipation sont, une vie trop sédentaire, le séjour prolongé au lit, l'abus du café, du chocolat et du vin.

Dans les cas ordinaires on peut prévenir la constipation, en évitant d'abord les causes qui la produisent ; il faut de plus, si l'estomac le permet, modifier son régime ordinaire, le rendre plus rafraîchissant, faire usage de viandes blanches, de légumes frais, et de fruits bien mûrs ou en compote.

Les personnes sujettes à la constipation doivent appeler aussi à leur secours le pouvoir de l'habitude, et ne pas manquer de se présenter à la garde-robe tous les jours, en se levant, qu'elles en éprouvent ou non le besoin, et de persévérer dans cet usage qui, tôt ou tard, amène une grande régularité dans l'exercice d'une des fonctions les plus importantes à la santé.

Lorsqu'il faut avoir recours à des remèdes internes pour combattre la constipation, on se trouve bien de l'usage des laxatifs doux, tels que la manne, l'infusion de séné dans le jus de pruneaux, la magnésie, la rhubarbe ; les compotes de pruneaux, de poires, de pommes ou d'abricots sucrés avec du miel, favorisent également l'expulsion des matières fécales.

Le moyen le plus simple et le plus commode de remédier à la constipation, consiste à prendre des lavements qu'on prépare à l'eau tiède dans les cas ordinaires ; mais lorsque la constipation est due à l'atonie, à l'inertie des gros intestins, comme il arrive souvent dans la vieillesse avancée, alors on prépare les lavements avec une décoction de mercuriale ou même de séné, et l'on y ajoute du miel.

Quoique la constipation soit l'état presque habituel de beaucoup de personnes âgées, et qu'elle leur soit, en général, avantageuse quand elle n'est pas portée trop loin, elles peuvent éprouver, accidentellement, l'état contraire, qui mérite toujours, de leur part, la plus sérieuse attention.

La trop grande liberté du ventre, pour peu qu'elle se prolonge, amène chez les personnes âgées un affaiblissement considérable ; il faut donc y remédier sur le champ par les moyens suivants : Les malades porteront une ceinture de flanelle et des vêtements très-chauds, ils réduiront la quantité de leurs aliments et suivront pendant quelques jours un régime sévère. On rétablira ou on favorisera les fonctions de la peau par l'exercice en pratiquant des frictions sèches sur toute l'étendue de la peau et en ayant recours aux infusions tièdes de thé, de fleurs de sureau ou de tilleul.

Une incommodité qui accompagne ordinairement la constipation dans l'âge avancé, ce sont les vents on flatuosités qui se dégagent dans les voies digestives, et dont l'expulsion éprouve plus ou moins d'obstacle.

Lorsque les flatuosités ne s'échappent pas facilement, soit par le haut, soit par le bas, l'appétit se dérange, le ventre se gonfle et devient douloureux, la respiration est gênée, la tête se charge, le sommeil fuit, on est enclin à la tristesse; enfin des palpitations de cœur, des vertiges et même des accidents apoplectiques viennent souvent aggraver cet état auquel disposent particulièrement le travail trop assidu du cabinet, la vie sédentaire, l'intempérance et les affections tristes de l'âme.

Pour remédier à ces flatuosités et en favoriser la sortie, on emploie avec succès les tablettes de menthe anglaise, les infusions aromatiques telles que celles d'anis, de mélisse, de camomille et de feuilles d'oranger.

Un des besoins qu'il est le plus important de satisfaire, c'est celui d'expulser les urines accumulées dans la vessie, parce que l'observation journalière prouve que les personnes qui résistent habituellement à ce besoin s'exposent à la formation des calculs ou pierres; ce sont particulièrement

les vieillards qui doivent être attentifs à le satisfaire dès qu'il s'annonce, parce que la vessie,
chez eux, étant déjà paresseuse et peu sensible
à l'impression de l'urine, ne les avertit plus
que faiblement de sa présence; s'ils négligent le
premier avertissement, le col de la vessie s'irrite,
se contracte, et le fond de cet organe, affaibli par
la diminution générale de la contractilité ainsi
que par la distension de ses parois, ne peut
plus surmonter la résistance de l'orifice enflammé
ou resserré spasmodiquement. Il en résulte la
rétention d'urine, maladie si commune dans l'âge
avancé, si difficile à guérir entièrement, et qui
réclame les secours les plus prompts et les plus
intelligents.

Il est bien essentiel à tout âge, mais surtout
dans la vieillesse, de favoriser l'expulsion complète
des urines en se plaçant dans la situation verti-
cale.

Une des causes qui, chez l'homme, disposent
aux maladies de la vessie, c'est le rétrécissement
de l'urètre dont les suites sont nombreuses et
dangereuses parfois ; la rétention d'urine, les abcès
urineux peuvent être la suite de cet obstacle à
l'écoulement du liquide urinaire. Les hommes
parvenus à l'âge de retour et à plus forte raison
les vieillards, doivent donc, en cas de rétrécisse-

ment de l'urètre, avoir recours à un médecin, afin d'éviter es accidents graves.

En été, la sécrétion des urines est trop peu abondante et il convient alors de la favoriser au moyen de boissons acidules, telles que l'eau de Seltz, la limonade, le petit-lait ou en mangeant certains aliments ucrétiques, tels que les pointes d'asperges, la carotte, les oignons, le poireau, le cresson, etc.

La salive est une secrétion fournie par certaines glandes spéciales au moment de la mastication; ce liquide joue un grand rôle dans l'acte de la digestion à cause de l'action qu'il exerce sur les aliments. Le tabac exerce sur les glandes salivaires une action excitante, la secrétion du fluide salivaire est exaltée et les personnes qui contractent l'habitude de cracher finissent par éprouver un affaiblissement plus ou moins marqué ; les personnes âgées s'abstiendront donc autant que possible de fumer ou du moins, si elles ne peuvent renoncer à cette habitude, elles éviteront de cracher trop fréquemment.

CHAPITRE XI

DE L'INACTION

De l'exercice. — Effets du travail ; utilité de l'exercice ; exercice en plein air ; chasse, billard, natation, danse, promenade à pied, équitation, promenade en voiture, voyages.

Rien n'est plus contraire aux vœux de la nature, et rien ne dépreve plus le physique et le moral de l'homme, que l'habitude de l'inaction, qu'on peut regarder à juste titre, comme la source principale des infirmités et des vices qui affligent l'humanité.

Le travail et l'exercice sont, au contraire, les meilleurs garants de la santé, des mœurs et du bonheur.

En effet, la santé, qui consiste dans l'exercice facile et régulier de toutes les fonctions, ne peut se maintenir longtemps dans l'inaction qui fait languir la digestion, et qui rend moins faciles les diverses excrétions, mais surtout la transpiration insensible.

Du défaut de mouvement et d'activité physique, résultent des vices de nutrition et autres désordres locaux ou généraux que prévient l'exercice, mais il ne faut pas que les gens du monde donnent ce nom aux douces oscillations d'une calèche bien suspendue; dans laquelle s'enferme une femme nerveuse ou un homme de cabinet qui continuent d'être livrés à leurs préoccupations.

Le véritable exercice est celui qui met en jeu toutes les parties du corps et que l'on prend en plein air. C'est celui qui convient surtout aux personnes, qui par état ou par circonstance, sont privées de travaux corporels. Il est particulièrement nécessaire aux gens d'affaires, aux administrateurs, aux hommes de lettres, aux artistes sédentaires, à tous ceux qui passent une partie du jour sans mouvoir leurs membres, ou qui sont livrés à de fortes contentions d'esprit, et qui respirent l'air non renouvelé d'un appartement souvent très-étroit.

L'exercice est encore éminemment favorable aux femmes irritables, vaporeuses, ou pléthoriques, qui approchent de l'âge de retour, ou qui parcourent cette période si souvent orageuse. Il est indispensable au femmes sanguines et chargées d'embonpoint qui l'ont franchie, et qui n'éprouvent plus le bénéfice de l'évacuation menstruelle.

Enfin l'exercice proportionné à l'état des forces,

est le remède le plus efficace d'une foule de maladies chroniques. Les médecins n'en connaissent pas de plus sûr contre toutes ces affections nerveuses devenues si fréquentes, dans les villes, parmi les personnes livrées à la mollesse, tandis que ces maux sont presque inconnus dans les classes laborieuses de la société.

En résumé l'exercice modéré développe l'appétit, accélère le travail de la digestion, prévient la constipation ; il excite légèrement les fonctions de la peau et il est toujours suivi d'un sentiment de bien-être et de plaisir.

Parmi les divers genres d'exercices auxquels les vieillards encore vigoureux peuvent se livrer, nous citerons la chasse, à la condition qu'elle ne dégénèrera pas en passion, car l'abus en est presque aussi nuisible à la santé que le défaut d'exercice. Le jeu de billard est encore un exercice salutaire, excepté quand on s'y livre dans des appartements enfumés comme le sont les estaminets ; la natation est encore un exercice très-salutaire à la condition que le nageur ne soit pas atteint d'affections du cœur ou des poumons. La danse est un exercice auquel les vieillards et surtout les femmes qui ont passé l'âge de retour doivent complétement renoncer ; mais l'exercice le plus favorable pour les vieillards des deux sexes qui ne doivent plus se fier à leur ancienne agilité est certainement la promenade à pied.

La marche, en mettant alternativement en jeu les muscles des cuisses et des jambes, détermine, par cela même, une réaction sur le cerveau, le cœur et les poumons. Le cours du sang en est accéléré, la respiration se précipite, la chaleur animale devient plus forte, et cette excitation est partagée par tous les organes intérieurs, qui d'ailleurs éprouvent à chaque pas un léger ébranlement d'où résulte pour eux un surcroît de ton et d'énergie. Aussi cet exercice, le plus simple et le plus facile de tous, est-il un moyen sûr de réveiller l'appétit, de favoriser la digestion, d'exciter les diverses excrétions, et de maintenir un heureux équilibre entre l'action des solides et celle des fluides.

Indépendamment de ces avantages, la promenade, dont on peut varier sans cesse à son gré, la direction et le but, en proportionnant à l'état des forces la durée et l'intensité du mouvement, excite d'une manière agréable l'action des sens par les objets divers qui viennent les frapper. Si l'on est au milieu de la campagne, dans la saison des fleurs, on respire un air embaumé que les poumons admettent jusque dans leurs derniers vésicules avec un sentiment de bien-être qui se répand dans tout le système et qui redouble le plaisir d'exister. Dans cette heureuse disposition du corps et de l'esprit, on s'intéresse davantage aux scènes variées de la nature champêtre, et le moral comme le physique de l'homme se trouvent favorablement modifiés.

Les personnes âgées devront choisir pour leurs promenades, le moment le plus favorable de la journée; en hiver, l'heure du midi; en été, le soir et le matin, quand la rosée est dissipée; elles choisiront de préférence les endroits secs et élevés où circule un air pur.

L'exercice du cheval est aussi très-salutaire et convient surtout aux asthmatiques, aux personnes faibles et irritables, à celles qui ne peuvent marcher facilement tels que les goutteux et les rhumatisants, à celles qui ont des affections du cœur ou des poumons ; à ceux qui veulent rappeler des hémorrhoïdes dont la suppression est nuisible à la santé, car l'équitation favorise l'afflux du sang vers le siége. Les mouvements du cheval doivent être proportionnés aux forces du cavalier; quand on est trop faible, il faut s'interdire le trot et le galop et se contenter d'aller au pas. Les vieillards affectés de hernie devront renoncer aux agréments de l'équitation, pour se borner à la promenade à pied où en voiture suspendue.

La promenade en voiture suspendue n'est pas un exercice assez violent pour les personnes nerveuses, surtout quand ces voitures sont fermées et ne permettent pas de respirer le grand air.

Les voyages de terre offrent de grandes ressources à la médecine, dans le traitement d'une foule d'affections chroniques. On sait quelles jouissances ils procurent, mêmes aux personnes âgées, par la succession et la variété des sensations agréables qu'ils font éprouver, par la distraction continuelles de l'esprit, d'où résulte l'oubli presque entier de soi-même, par la gaieté douce à laquelle ils disposent, et par l'influence heureuse qu'exercent toujours sur nos organes un air pur, renouvelé sans cesse, et un mouvement prolongé qui se communique aux différentes parties du corps.

Les personnes âgées portées à la tristesse, les hypocondriaques, les personnes qui ont perdu des parents qui leur étaient chers retireront de ces voyages des ressources immenses de distractions et de consolations.

Il est toutefois des précautions à observer pour que les voyages soient véritablement utiles à la santé des individus faibles et ne la compromettent jamais. La première est de ne les entreprendre que dans une saison favorable, qui n'expose point à l'excès de la chaleur ou du froid, ni aux grandes vicissitudes de la température. La seconde est de s'y préparer par degrés et de manière à ne point s'arracher brusquement à des habitudes sédentaires pour entreprendre un voyage de long cours qui pourrait devenir alors très-fatigant ; car toute transition subite est contraire à la nature. Il faudrait du moins, en pareil cas, et cet avis intéresse surtout les convalescents, commencer par faire de très-petites journées, en prenant de temps en temps un jour ou deux de repos dans les localités les plus agréables et les plus commodes.

On doit, dans nos climats, éviter de voyager la nuit, soit pour ne pas se priver du sommeil accoutumé, soit pour ne pas s'exposer à l'air froid et humide qui dérange la transpiration insensible, et qui cause fréquemment des indispositions chez les personnes délicates ou âgées. Pour favoriser même cette importante fonction, l'on redoublera de propreté en changeant souvent de linge, en se lavant journellement les mains, les pieds et le visage, et en prenant de temps en temps un bain tiède, ce qui est aussi un excellent moyen de diminuer la lassitude.

Comme la saison, les infirmités, les affaires, etc., ne permettent pas toujours les exerices en plein air, qui sont en général les plus salutaires, il faut y suppléer par des occupations manuelles, ou par des jeux propres à entretenir l'habitude du mouvement.

On suppléera à l'action musculaire chèz les vieillards infirmes en les frictionnant tous les jours avec
de la flanelle ou au moyen d'une brosse douce.

CHAPITRE XII

Du repos. — Effets du sommeil. — Durée du sommeil ; périodicité.
— Heures auxquelles il convient de dormir. — De la chambre
à coucher. — Lit, couvertures.

Fatigués par un exercice continuel, nos organes
seraient bientôt tombés dans un engourdissement
complet, si un repos réparateur ne fût venu leur
rendre leur première vigueur. L'alternative du
mouvement et de l'inaction a été sagement impo-
sée par le Créateur à tous les êtres organisés, et
l'homme trouve dans l'observation de cette loi
une des meilleures garanties du maintien de sa
santé.

Le sommeil et la veille exercent en effet la plus
grande influence sur notre matière d'être ; et rien
ne contribue davantage à entretenir l'harmonie
des diverses fonctions, que l'usage bien réglé de
ces deux choses dont l'excès et l'abus sont une
source féconde de maladies.

Le sommeil consiste dans la suspension momentanée de l'action des sens et du cerveau, ainsi que

des mouvements soumis à l'empire de la volonté. C'est un état de repos du corps et de l'esprit qui, en interrompant nos rapports avec les objets extérieurs, nous soustrait, pendant sa durée, aux douleurs physiques comme aux peines de l'âme, et qui renouvelle chaque jour, pour nous, le charme de l'existence.

Un sommeil paisible et profond répare les forces épuisées et favorise la nutrition : sous son influence la circulation et la respiration se ralentissent, les sécrétions diminuent et la digestion s'opère dans un temps plus long que pendant la veille. Le sommeil est le modérateur et le consolateur de la vie et la régularité de son retour contribue puissamment à prolonger l'existence.

Les femmes éprouvent plus que les hommes le besoin du sommeil ; « il est probable, dit Becque- « rel, que cette durée plus longue du sommeil, « est, chez les femmes, une affaire d'habitude et « qu'elle dépend du temps plus long dont elles « peuvent disposer. » Quoi qu'il en soit, nous engageons nos lectrices à ne pas prolonger inconsidérément leurs veilles surtout aux approches de l'âge de retour, pendant les variations du flux menstruel et peu après sa suppression définitive parce qu'alors l'excès des veilles et le défaut d'un sommeil régulier préparent ces maladies cruelles, qui, par leur fréquence, chez les femmes du monde, font envisager avec tant d'effroi cette époque de la vie que traversent sans peine les simples paysannes, qui vivent d'une manière conforme au vœu de la nature.

L'habitude exerce la plus grande influence sur la durée du sommeil, et diminue aussi les inconvénients d'une veille trop prolongée ; c'est elle qui ramène chaque jour, à peu près à la même heure, le besoin de dormir.

La durée naturelle du sommeil est du tiers au quart de la journée, c'est-à-dire de six à huit heures, chez les sujets qui n'appartiennent plus à la jeunesse. Il peut se prolonger davantage, et sans inconvénients, chez les femmes délicates, les individus qui exercent des professions fatiguantes, chez les personnes valétudinaires et les vieillards débiles.

Toutefois, il ne faut pas croire que le sommeil porté trop loin n'ait aucun mauvais effet sur la santé. Tous les observateurs ont constaté qu'il rendait le corps lourd et ses fonctions languissantes, qu'il diminuait l'activité des sens et de l'esprit, et qu'il disposait surtout à l'apoplexie.

C'est pendant la nuit qu'il convient de se livrer au sommeil ; c'est le moment où l'absence de toute lumière favorise le repos. D'ailleurs ceux qui veillent une partie de la nuit sont obligés de se lever tard et ne profitent pas ainsi de l'influence vivifiante du matin.

Les habitants laborieux des campagnes n'ont pas besoin qu'on leur rappelle, à cet égard, le vœu de la nature ; ils s'y conforment dès l'enfance, au grand avantage de leur constitution physique. Dans les villes, les agréments de la société remplissent ordinairement la soirée ; on est rarement fatigué des exercices de la journée, et l'on peut, sans inconvénients, prolonger davantage le plaisir de la veille; mais il convient, en général, qu'entre neuf et dix heures les personnes faibles et celles d'un âge avancé se retirent du monde pour se livrer au repos de la nuit.

Il faut observer que la digestion s'opérant moins vite, ordinairement, pendant le sommeil que pendant la veille, on doit éviter de se coucher immédiatement après le souper. Pour la même raison, il faut manger peu le soir, et ne prendre que des choses légères. C'est une précaution essentielle pour avoir un sommeil tranquille et se réveiller bien dispos de corps et d'esprit.

A moins qu'ils n'en aient l'habitude, les vieillards doivent éviter de dormir après dîner, car dans ce cas, le sommeil rend le corps lourd, la tête pesante, émousse l'activité des sens et dispose à l'apoplexie.

Le lit doit être placé dans une chambre sèche, bien aérée, exposée au soleil de midi, s'il est entouré de rideaux, on aura soin de les laisser entr'ouverts pendant le sommeil afin de permettre à l'air de se renouveler.

Il faut éviter les lits trop mous et trop chauds qui affaiblissent le corps en exaltant la transpiration et qui sont particulièrement nuisibles aux femmes parvenues à l'âge de retour. Ainsi donc, on rejettera comme trop moelleux et trop chauds la plume, le duvet et les couvertures trop lourdes qui entravent la liberté des mouvements respiratoires.

Les goutteux et les rhumatisants choisiront de préférence les draps en coton qui sont plus chauds que les draps de fil. C'est une bonne précaution pour les personnes faibles d'avoir recours pendant l'hiver à la chaleur artificielle avant de se mettre au lit; il ne faut cependant pas s'en faire une habitude : de plus le lit ne doit pas être surchauffé, mais seulement tiède. Quant aux personnes des deux sexes qui jouissent d'une constitution pléthorique, elles devront se contenter de faire mettre à leurs pieds une boule d'eau chaude et de coucher avec des chaussons de laine afin d'empêcher l'afflux du sang au cerveau pendant le sommeil.

Une attention très-importante est celle de se

débarrasser, en se couchant, de tout ce qui pourrait gêner la circulation, comme jarretières, cravate, manches étroites, etc. Le cou principalement ne doit souffrir, pendant le sommeil, aucune espèce de compression. Quant à l'usage de porter la nuit, un bonnet plus ou moins chaud, il faut, en cela, avoir égard à l'habitude depuis longtemps contractée, et éviter d'accoutumer la tête à une trop grande chaleur, ce qui la rendrait plus sensible à l'action du froid durant le jour, et ferait affluer davantage le sang au cerveau pendant le sommeil.

Il faut avoir la précaution d'éloigner de la chambre où l'on couche toute substance odorante, et particulièrement les fleurs, car elles fournissent, pendant l'absence de la lumière solaire, des émanations qui rendent l'air impropre à la respiration. On ne doit jamais laisser ouvertes pendant la nuit, même en été, les fenêtres de l'appartement où l'on repose. Il convient d'en éloigner le bruit, la lumière, tout ce qui peut troubler le sommeil.

La meilleure position à prendre pour le sommeil est celle dans laquelle le corps est le moins gêné; il faut avoir soin dans tous les cas de tenir toujours la tête un peu relevée afin de favoriser la circulation dans le cerveau.

CHAPITRE XIII

Hygiène des sens et de l'intelligence. — De la vue. — Influence des excès sur la vue ; presbytie, lunettes ; éclairage artificiel. — Affections des yeux. — Hygiène de l'ouïe. — Cornets acoustiques. — Hygiène de l'odorat et du goût. — Exercice et hygiène de l'intelligence.

Rien ne contribue davantage à nous rendre l'existence agréable que l'intégrité parfaite des organes des sens, et l'on ne peut s'étonner assez de l'indifférence avec laquelle beaucoup de personnes s'exposent à en être privées de bonne heure, faute de les avoir suffisamment ménagés, ou pour avoir négligé de remédier dans le principe aux diverses altérations dont ces organes sont susceptibles. Tout le monde convient cependant de leur haute importance, et déplore le malheur de l'aveugle, du sourd et du paralytique. Le premier surtout excite à juste titre la compassion générale. Aucun sens en effet ne nous procure des jouissances plus multipliées que la vue ; et quand, par le progrès de l'âge, notre oreille est devenue insensible aux sons et que le tact s'est émoussé, nous nous consolons un peu de ces privations si nos yeux peuvent embrasser encore, dans son ensemble comme dans ses détails, le magnifique spectacle de la nature, et si le charme de la lecture, cet aliment de la vie intellectuelle, ne nous est pas entièrement interdit.

C'est à l'âge de retour, et quelquefois beaucoup plus tôt, que la vue s'affaiblit chez un grand nombre de personnes ; c'est donc à cet âge qu'il faut redoubler de soins pour conserver intact cet organe si précieux.

La première précaution à prendre pour conserver la vue, c'est de n'en pas abuser ; aussitôt que nous éprouvons aux yeux une sorte de picotement et que nous apercevons les objets comme à travers un nuage, il faut se reposer de suite.

Les personnes dont les yeux sont faibles et délicats se garderont de les exposer au grand jour, à la vue des objets brillants, aux excès de lecture ou d'écriture et autres travaux exigeant de la part des yeux une grande somme d'application. Pour plus de sûreté, elles porteront au grand jour et à la lumière des lunettes à verres fumés dont l'effet est d'atténuer l'éclat trop grand de la lumière. La lumière trop faible présente aussi des inconvénients pour la vue, car l'organe est alors obligé de déployer une activité plus grande et de faire des efforts plus continus pour percevoir les objets mal éclairés.

L'observation prouve en effet que l'inflammation des yeux et quelques maladies consécutives sont fréquemment la suite d'un exercice aussi fatigant que celui de lire, d'écrire ou de travailler à la clarté de la lune, des crépuscules, ou à la faible lueur d'une chandelle.

Une lumière d'une intensité moyenne est donc celle qui convient le mieux à l'organe de la vue ; mais encore faut-il qu'il n'en soit pas frappé pendant un temps trop long.

Les écarts de régime, l'abus des liqueurs spiritueuses, du tabac, les excès vénériens ont sur la vue une influence nuisible bien avérée : c'est une raison de plus, pour engager les personnes âgées à la sobriété et à la modération dans l'exercice de leurs facultés viriles.

La *presbytie* a pour effet d'éloigner le foyer de la vision et de ne permettre que la distinction nette des objets situés à une certaine distance ; la presbytie atteint presque tous les vieillards qui peuvent y remédier au moyen de lunettes à verres convexes. Les personnes âgées se muniront contre la lumière du soleil, de visières vertes et quand elles travailleront à la lumière artificielle elles auront soin de faire usage d'un abat-jour afin de ménager leurs yeux déjà trop faibles et trop fatigués. Quand la vue est trop affaiblie, il faut trois fois par jour, faire des frictions autour de l'œil avec le baume de Fioravanti.

On doit employer la lampe de préférence à tout autre mode d'éclairage, parce que la flamme oscille moins et par conséquent fatigue moins l'organe de la vision.

Dans tous les cas, lorsqu'on éprouve un affaiblissement notable de la vue, il est de toute nécessité de recourir aux conseils d'un oculiste expérimenté, parce qu'alors il y a lieu de craindre un commencement de cataracte ou d'amaurose.

Lorsque la cataracte est complétement développée, il ne faut pas hésiter à se faire délivrer de cet obstacle à la vue ; la chirurgie moderne obtient les plus brillants succès dans le traitement de cette maladie et la vue est une faculté trop précieuse pour qu'on néglige d'employer tous les moyens aptes à la recouvrer.

Le sens qui, après la vue, répand le plus de charme sur notre existence, celui qui a le plus de part au développement de notre intelligence, qui favorise le mieux nos rapports avec nos semblables, et qui nous procure les jouissances les plus douces, est le sens de l'ouïe, à la faveur duquel toutes les connaissances, tous les sentiments exprimés par des sons articulés, arrivent à notre esprit. C'est par l'ouïe que la voix opère tous ses prodiges, que l'éloquence nous subjugue, et que la musique nous enchante.

La privation de ce sens auquel se rattache l'agrément des relations sociales rend l'homme triste et morose, augmente la méfiance du vieillard et le met dans une sorte d'état d'isolement sur la fin de sa carrière.

Il faut donc en prolonger la durée au moyen de précautions dont l'expérience et l'observation ont reconnu l'utilité.

La propreté de l'oreille est une des précautions les plus utiles : tous les jours, on doit, au moyen d'une petite seringue, faire dans le conduit auditif une injection d'eau tiède, afin de prévenir l'accumulation du *cérumen*, cette secrétion jaune qui obstrue souvent le canal auditif et fait croire à une surdité qui n'existe pas.

Les excès de table, l'abus des liqueurs alcooliques, la pléthore sanguine exercent sur l'ouïe une action nuisible. Il en est de même des localités, des habitations et des saisons froides, qui déterminent souvent le catarrhe de l'oreille, soit externe, soit interne, qui résulte encore de l'impression du froid aux pieds, de la suspension brusque de la transpiration, etc.

Les autres causes de surdité étant très-variées, et souvent fort difficiles à apprécier, on ne saurait recourir trop promptement aux conseils d'un homme expérimenté, lorsque l'ouïe s'affaiblit ou donne lieu à quelque sensation étrange.

Pour faciliter la perception des sons chez ceux qui sont affectés d'une surdité incomplète, on a imaginé des cornets dits *acoustiques*, destinés à recueillir une plus grande quantité de rayons sonores que ne peut le faire la conque de l'oreille, et à les transmettre au conduit auditif, renforcées de toutes les vibrations qu'elles excitent dans les parois de l'instrument. Ces cornets sont particulièrement utiles aux vieillards, mais leur volume et leur forme disgracieuse empêche un grand nombre d'entre eux d'y avoir recours.

L'odorat est un auxiliaire puissant du goût qu'il avertit de certaines propriétés des corps ; il nous est agréable en nous donnant la notion des parfums, et, mérite à cause de cela d'être entouré de précautions hygiéniques. L'usage du tabac à priser émousse l'odorat et le rend insensible aux odeurs douces.

Les rhumes de cerveau fréquemment répétés amènent sur la muqueuse qui tapisse les fosses nasales des modifications qui, à la longue, la rendent insensible aux émanations des corps odorants.

Le goût nous donne la sensation des saveurs : il est placé sous la surveillance de l'odorat à l'entrée des voies digestives pour apprécier la qualité des substances que nous destinons à notre nourriture. Le goût n'est pas susceptible de paralysie ; du moins, cette lésion n'a lieu que par suite d'affection grave du cerveau, mais il est susceptible de s'émousser : tout le monde sait que le goût se blase par l'abus des assaisonnements et par celui des liqueurs spiritueuses.

L'usage habituel des aliments de haut goût, des assaisonnements âcres, de l'eau-de-vie, l'habitude de manger chaud, de fumer ou de mâcher du tabac, du poivre ou du piment, use promptement l'organe du goût et le rendent insensible aux saveurs peu prononcées.

Il est d'autant plus important de ménager ce sens, qu'indépendamment de son utilité, relative au choix des aliments qui conviennent le mieux, en général, à l'état de l'estomac, il est la source, de jouissances vives et très-multipliées, que nous apprécions surtout à cette époque de la vie où la nature devient plus avare envers nous de plaisirs matériels. Il semble même qu'elle ait voulu nous dédommager des privations que nous fait éprouver la vieillesse, en conservant l'organe du goût dans toute sa perfection chez ceux qui n'en ont point abusé, et en le faisant survivre à la perte des autres sens.

Dans la vieillesse, l'exercice modéré de l'intelligence empêche cette faculté de s'affaiblir ; de plus, la culture de l'esprit et l'habitude des affections douces sont la meilleure garantie contre les ennemis de l'âge avancé.

Mais pour que les travaux intellectuels soient utiles à la santé, plusieurs conditions sont nécessaires ; chacun s'adonnera aux travaux les plus conformes à ses goûts et à ses apitudes, sans pour cela négliger les exercices du corps. Le travail ne sera pas continu, c'est-à-dire que l'on aura soin de l'interrompre par de fréquentes distractions. On accordera un temps assez long pour se livrer au sommeil tranquille dans le but de permettre au cerveau de se remettre de ses fatigues.

Les vieillards éviteront les excès de joie qui peuvent leur être funestes comme les transports de la colère et ceux de l'amour.

L'inaction du corps et de l'esprit amène fréquemment chez les personnes âgées un penchant bien marqué à la tristesse, à la crainte et à l'ennui qu'augmentent trop souvent l'isolement dans lequel on les abandonne et l'indifférence qu'ils rencontrent autour d'eux. Le découragement et l'inquiétude exercent toujours une influence fâcheuse sur l'organisme ; ils affaiblissent l'action du cœur et celle du cerveau, rendent la respiration moins libre, diminuent l'appétit, troublent la digestion, éloignent le sommeil, s'opposent à la réparation des forces, et provoquent une foule de lésions organiques.

Pour jouir, au déclin de ses jours, de ce calme heureux, de cette sérénité d'âme si nécessaire à l'entretien de la santé et si favorables à la prolongation de la vie, il faut s'être exercé de bonne heure à combattre ses passions, à régler ses désirs, à se former une idée juste de chaque chose, et à se résigner aux nécessités de la nature humaine. Il faut chercher sans cesse à fortifier dans son cœur tous les sentiments d'humanité, de bienveillance et de générosité qui font le charme de la vie, et se prémunir ainsi contre cette tendance malheureuse à défiance et à l'égoïsme qu'on remarque quelquefois dans la vieillesse, et qui refroidit l'intérêt qu'on lui porte.

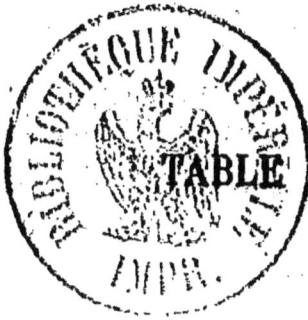

TABLE DES MATIÈRES

FIN DE LA TABLE

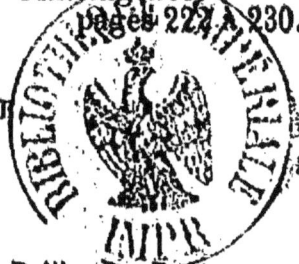

Abbeville. — Imprimerie Briez, C. Paillart et Retaux.

EXTRAIT DU CATALOGUE

DE LA

LIBRAIRIE P. BRUNET

LIBRAIRIE P. BRUNET

31, rue Bonaparte, à Paris

Pour recevoir de suite et *franco* les ouvrages portés sur le présent catalogue, il suffit d'en envoyer le montant en un mandat-poste

AVIS. — Tout acheteur de 20 francs de livres a le droit de choisir *gratuitement* dans le présent catalogue pour une valeur de 3 francs de livres qu'il recevra *franco*.

Il n'est pas accepté de timbres-poste pour les sommes supérieures à deux francs.

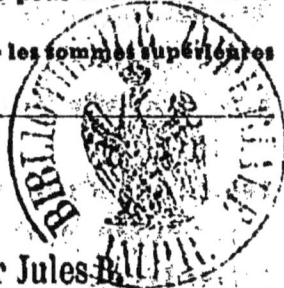

A

L'Aigle noir des Dacotahs, par Jules D'AURIAC (voir *Drames du Nouveau-Monde*). 1 vol. . . . . 2 fr.

Les Amours à coups d'épée, par Gourdon DE GENOUILLAC. 1 vol. . . . . . . 2 fr.

L'Art de conserver la vue, par A. CHE-VALIER. Ouvrage utile à tous. 2ᵉ édit. 1 vol. grand in-18 avec 95 gravures. 1 fr.
Franco par la poste. . . . . . . 1 fr. 25

L'Astre du soir, par DEVOILLE. Nouvelle édition. 1 vol. grand in-18. . . . . . 2 fr.

Aventures d'un gentilhomme, par G. DE LA LANDELLE. 2 vol. . . . . 4 fr.
Première partie : *La Route de l'exil*. 1 vol.
Deuxième partie : *Le Manoir de Rosven*. 1 vol.

Avocats et paysans, par Raoul DE NAVERY. 3ᵉ édition, 1 vol. grand in-18 jésus. . 2 fr.

B

La belle Drapière, par Élie BERTHET. 1 vol. . . . . 2 fr. 50

BIBLIOTHÈQUE DE LA SCIENCE PITTORESQUE

Collection de jolis vol. in-18 jésus à UN FRANC.

(Franco par la poste **1 fr. 25**).

NOMBREUSES ILLUSTRATIONS DANS LE TEXTE.

La plupart des ouvrages de cette bibliothèque ont été couronnés par la Société pour l'Instruction élémentaire.

Voyage sous les flots, rédigé d'après le journal de bord de *l'Éclair*, par Aristide ROGER (22 gravures).

Ma Maison. Histoire familière de mon corps, par W. HUGUES (48 gravures par Jules DUVAUX).

Les secrets de la plage, par J. PIZZETTA (83 gravures).

Histoire d'une feuille de papier, par J. PIZZETTA (36 gravures).

Histoire d'un morceau de charbon, par E. HÉMENT (52 gravures).

Les monstres invisibles, par Aristide ROGER (154 gravures).

Histoire d'un morceau de verre, par Jules MAGNY (56 gravures).

Histoire d'un grain de sel, par Henri VILLAIN (25 gravures).

La vie d'un brin d'herbe, par Jules MACÉ (161 gravures).

Histoire d'un rayon de soleil, par F. PAPILLON (70 gravures).

Le monde avant le déluge, par J. PIZZETTA (102 gravures).

Les habitations merveilleuses, par L. ROUSSEAU (74 gravures). 2 volumes en 1.

L'étincelle électrique, son histoire, ses applications, par Paul LAURENCIN (97 gravures).

Les grands phénomènes de la nature, par H. BENOIST (42 gravures).

D'autres volumes encore sont en préparation.

Le bivouac des Trappeurs, par Bénédict-
Henry Révoil. 1 vol. grand in-18, 2e
édition . . . . 2 fr. 50
Les bohêmes du Drapeau, par A. CAMUS.
Première série : *Zéphirs, Turcos, Spahis, Trin-
glos*, vignettes par Jules DUVAUX. 1 vol.
in-18 jésus. . . . . 2 fr. 50
Deuxième série : *La légion étrangère.* 1 vol.
in-18 jésus. . . . . 2 fr. 50
(Chaque volume se vend séparément.)
Bonjour Philippe! Nouvelle. 1 vol. in-12. 1 fr. 50
La Bretagne, paysages et récits, par Eu-
gène LOUDUN. 1 vol. grand in-18 . . 2 fr. 50

C

Le Capitaine aux mains rouges, par Raoul
DE NAVERY. 1 vol. grand in-18 . . . 2 fr.
La Caravane des Sombreros, par Jules B.
D'AURIAC (voir *Drames du Nouveau-
Monde*). 1 vol. in-18 jésus. . . . . 2 fr.
Ce qu'il en coûte pour vivre. Roman de
mœurs contemporaines, par J. BERLIOZ.
1 vol. . . . . 2 fr. 50
La Cendrillon de village, par Raoul DE
NAVERY. 1 vol. grand in-18 . . . . 2 fr.
La Chambre rouge, par la comtesse de
BASSANVILLE. 1 vol. . . . . 2 fr. 50
La Charrue et le Comptoir, par A. DE-
VOILLE. Nouvelle édition. 1 vol. grand
in-18 . . . . 2 fr.
La Chasse à l'Esclave, par Xavier EYMA.
1 vol. . . . . 2 fr. 50
Fe Château de Maiche, par A. DEVOILLE.
1 vol. grand in-18 . . . . 2 fr.
Le chercheur de Trésors, Mémoires d'un
émigrant, par DE BELLERIVE. 1 vol. in-18. 2 fr.

La Cloche de Louville, par DEVOILLE. Nouvelle édition. 1 vol. grand in-18. . . . . 2 fr.

Cœur-de-Panthère, par Jules B. D'AURIAC (voir *Drames du Nouveau-Monde*). 1 vol. in-18 jésus . . . . 2 fr.

Les contes du chanoine Schmid, 1re, 2e, 3e, 4e séries. 4 vol. grand in-18. . . 8 fr.
    Chaque vol., formant une série, se vend séparément. . . . . 2 fr.

Les Contrebandiers de Santa-Cruz, par DE BRÉHAT. 1 vol. . . . . 2 fr.

Le Corsaire rouge, par Fenimore COOPER. Traduction nouvelle, édit. corrigée. 1 vol. grand in-18. . . . . 2 fr.

La cour d'un roi d'Orient, par B. H. RÉVOIL. 1 vol. grand in-18, illustré par Télory. 2 fr.

Les Cousines de l'Introuvable, par G. DE LA LANDELLE. 1 vol. grand in-18 . . 1 fr.

Le Cratère ou le Robinson américain, par Fenimore COOPER. Traduction nouvelle, édit. corrigée. 1 vol. grand in-18 . . 2 fr.

Les Croisés, par DEVOILLE. Nouvelle édition. 2 vol. grand in-18 . . . . . 4 fr.

La Croix du Sud, par DEVOILLE. Nouvelle édition. 1 vol. grand in-18 . . 2 fr.

D

Le dernier des Mohicans, par Fenimore COOPER. Traduction nouvelle, édit. corrigée. 1 vol. grand in-18. . . . . 2 fr.

Les deux Moulins suivis des *Marais d'Arles*, par un Professeur. 1 vol. grand in-18 . 2 fr.

Les deux routes de la vie, par G. DE LA LANDELLE. 1 vol. grand in-18 . . . 2 fr.

Le Douanier de mer, par Élie BERTHET. 1 vol. . . . . 2 fr. 50

LES DRAMES DU NOUVEAU-MONDE

Par B. H. Révoil et Jules-B. d'Auriac.

18 jolis volumes avec couverture illustrée.
Chaque volume. . 2 fr.

(La collection complète : 30 fr. au lieu de 36 fr.

PREMIÈRE SÉRIE.

LA SIRÈNE DE L'ENFER	1 vol.	LES ÉCUMEURS DE MERS	1 vol.
L'ANGE DES PRAIRIES	1 vol.	LA TRIBU DU FAUCON-NOIR	1 vol.
LES PARIAS DU MEXIQUE	1 vol.	LA FILLE DES COMANCHES	1 vol.

DEUXIÈME SÉRIE.

L'ESPRIT BLANC	1 vol.	LE MANGEUR DE POUDRE	1 vol.
LES PIEDS FOURCHUS	1 vol.	RAYON-DE-SOLEIL	1 vol.
L'AIGLE NOIR DES DACOTAHS	1 vol.	LE SCALPEUR DES OTTAWAS	1 vol.

TROISIÈME SÉRIE.

ŒIL DE FEU	1 vol.	LES TERRES D'OR	1 vol.
FORESTIERS DU MICHIGAN	1 vol.	JIM L'INDIEN	1 vol.
CŒUR-DE-PANTHÈRE	1 vol.	CARAVANE DES SOMBREROS	1 vol.

La dynastie des Fouchard, par Marin DE
LIVONNIÈRE. 1 vol. grand in-18 . . . 2 fr.

E

Les échos de ma Lyre, poésies. 1 beau vol.
grand in-18 illustré . . . . 2 fr.

L'Écumeur de mer. Traduction nouvelle, éd.
corrigée. 1 vol. grand in-18 . . . . . 2 fr.

L'Esprit blanc, par Jules B. D'AURIAC
(voir *Drames du Nouveau-Monde*). 1
vol. in-18 jésus . . . . 2 fr.

L'Étoile du Matin, par DEVOILLE. Nouvelle
édition. 1 vol. grand in-18 . . . . . 2 fr.

L'Étincelle électrique, son histoire, ses
applications, par Paul LAURENCIN (voir

Bibliothèque de la Science Pittoresque).
1 vol. illustré de 97 gravures. . . .   1 fr.

Franco par la poste. . . . . 1 fr. 25

F

La Fiancée de Besançon, par DEVOILLE.
Nouvelle édition. 2 vol. grand in-18. . . 4 fr.

La Fille au coupeur de paille, par Raoul
DE NAVERY. 1 vol. grand in-18 . . . 2 fr.

Les Forestiers du Michigan, par Jules B.
D'AURIAC (voir Drames du Nouveau-
Monde). 1 vol. in-18 jésus. . . . . 2 fr.

Le Fratricide ou Gilles de Bretagne, chronique du quinzième siècle, par le vicomte
WALSH. 8ᵉ édition, revue et corrigée. 2 vol.
grand in-18 . . . . 4 fr.

La frégate l'Introuvable, 101ᵉ maritime,
par G. DE LA LANDELLE. 4ᵉ édition. 1
vol. grand in-18 . . . . 1 fr.

G

Les Grands phénomènes de la nature, par
H. BENOIST. 1 vol. illustré de 42 gra-
vures (voir Bibliothèque de la Science
Pittoresque) . . . . 1 fr.
Franco par la poste. . . . . 1 fr. 25

La Guerre d'Amérique, récit d'un soldat
du Sud, par Marius FONTANE. 2 vol.
avec carte . . . . 4 fr.

H

Les hasards de la vie, par Xavier MAR-
MIER. 1 vol. grand in-18 . . . . . 2 fr.

Histoires américaines, par Édouard AU-
GER. 1 vol. in-18 jésus. . . . . . 2 fr.

Histoire intime, par Mlle Zénaïde FLEU-
RIOT. 1 vol. grand in-18. 2e édition. . . 2 fr. 50

Histoire de Jérusalem, par POUJOULAT.
5e édition. 2 vol. grand in-18 . . . . 4 fr.

Histoire naturelle de la France, par A.
YSABEAU. 1 vol. grand in-18. . . . . 2 fr.

Histoire d'un grain de sel, par Henri
VILLAIN (voir *Bibliothèque de la science
pittoresque*). 1 vol. illustré de 25 gr. 1 fr.
Franco par la poste. . . . . 1 fr. 25
Ouvrage couronné par la Société pour l'instruc-
tion élémentaire.

Histoire d'une feuille de papier, par J.
PIZZETTA (*Bibliothèque de la Science
Pittoresque*). 1 vol. grand in-18, orné de
36 gravures . . . . 1 fr.
Franco par la poste. . . . . 1 fr. 25
Ouvrage couronné par la Société pour l'instruc-
tion élémentaire.

Histoire d'un morceau de charbon, par E.
HÉMENT (*Bibliothèque de la Science Pittoresque*). 1 vol. in-18 jésus, illustré de
52 gravures . . . . 1 fr.
Franco par la poste. . . . . 1 fr. 25
Ouvrage couronné par la Société pour l'instruction élémentaire.

Histoire d'un morceau de verre, par J.
MAGNY (*Bibliothèque de la Science Pittoresque*). 1 vol. grand in-18, illustré
de 56 gravures . . . . 1 fr.
Franco par la poste. . . . . 1 fr. 25
Ouvrage couronné par la Société pour l'instruction élémentaire.

Histoire d'un rayon de soleil, par F. PA-
PILLON (*Bibliothèque de la Science Pittoresque*). 1 vol. grand in-18 illustré de
70 gravures . . . . 1 fr.
Franco par la poste . . . . 1 fr. 25

Histoire du père Ramassis-Ramassat et

dumousse Flageolet, par G. DE LA LAN-
DELLE. 1 vol. grand in-18. . . . . . 1 fr.
L'Homme de feu, par G. DE LA LANDELLE.
1 vol. grand in-18 . . . . 2 fr.
Hygiène et économie domestique, par A.
YSABEAU. 1 vol. in-18 jésus . . . . 2 fr.

I

Iréna ou *la Vierge lyonnaise*, par DE-
VOILLE. 2 vol. grand in-18 . . . . . 4 fr.

J

Jean Bart et Charles Keyser, par G. DE
LA LANDELLE (Études marines). 1 fort
vol. grand in-18 jésus . . . . . . 3 fr. 50
Jean l'Égorgeur, par A. AUFAUVRE. 1
vol. . . . . 2 fr. 50
Jérôme le Trompette, épisode de la guerre
de Catalogne (1810), par L. DE BEAU-
REPAIRE. 2e édition, 1 vol. . . . . 2 fr. 50
Jim l'Indien, par Jules B. D'AURIAC (voir
Drames du Nouveau-Monde). 1 vol. . 2 fr.
Les jumeaux de Lusignan ou *les Petits-
Fils de Mélusine*, par Ém. CARPENTIER,
illustré par YAN' DARGENT. 1 vol. grand
in-18 . . . . 2 fr.

L

Les Lavandières, légende bretonne, par
G. D'ÉTHAMPES. 1 vol. . . . . . 2 fr. 50
La Légion étrangère, deuxième série des
Bohèmes du drapeau, par A. CAMUS,
1 vol. . . . . 2 fr. 50
Lisa, par Marin DE LIVONNIÈRE. 1 vol.
grand in-18 . . . . 2 fr. 50

M

Maison à louer, par Charles DICKENS, traduction de Bénédict-Henry Révoil. 1 vol.   2 fr. 50

Ma Maison, histoire familière de mon corps, par W. HUGUES (*Bibliothèque de la science pittoresque*). 1 vol. in-18 jésus illustré de 48 gr. par J. DUVAUX.   1 fr.
Franco par la poste. . . . . 1 fr. 25
Ouvrage couronné par la Société pour l'instruction élémentaire.

Le Mangeur de Poudre, par Jules B. D'AURIAC (voir *Drames du Nouveau-Monde*). 1 vol. in-18 jésus. . . . . 2 fr.

Manjo le Guerillero (suite de *Jérôme le Trompette*), par L. DE BEAUREPAIRE. 2e édit. 1 vol. . . . . 2 fr. 50

Les Mémoires de mon oncle, par Ch. D'HÉRICAULT. 1 vol. grand in-18 . . . . 2 fr. 50

Mémoires d'une Mère de famille, par DEVOILLE. Nouvelle éd. 1 vol. gr. in-18   2 fr.

Les Millions du cousin Gaspard, par A. DE BRÉHAT. 2 vol. in-18 jésus . . . 4 fr.
Première partie : *Une parenté fatale*. 1 vol.
Deuxième partie: *L'héritage de l'Indoue*. 1 vol.

Mon Sillon, par Mlle Zénaïde FLEURIOT. 1 vol. grand in-18, 3e édition . . . . 2 fr. 50

Le Monde avant le déluge, par J. PIZZETTA (*Bibliothèque de la science pittoresque*). 1 vol. grand in-18 illustré de 102 gravures. . . . . 1 fr.
Franco par la poste. . . . . 1 fr. 25

Les Monstres invisibles par Aristide ROGER (*Bibliothèque de la science pittoresque*). 1 vol. grand in-18 illustré de 157 gravures . . . . 1 fr.
Franco par la poste. . . . . 1 fr. 25
Ouvrage couronné par la Société pour l'instruction élémentaire.

Le Mouton enragé, par G. DE LA LAN-
DELLE. 1 vol. in-18 jésus, 2e édition. . 2 fr.

N

Notre Passé, par Mlle Zénaïde FLEURIOT.
1 vol. in-18. . . . . 2 fr. 50
Nouveau manuel d'Agriculture, par une
société d'Agronomes. 1 vol. . . . . 2 fr.
Nouveaux Quarts de nuit, récits maritimes, par G. DE LA LANDELLE. 3e édit.
1 vol. grand in-18 . . . . 2 fr.
Nouvelles et Voyages, par Antonin RON-
DELET. 1 vol. grand in-18 . . . . . 2 fr.

O

Océola ou *le roi des Séminoles*, par le
capitaine MAYNE-REID. 1 vol. gr. in-18. 2 fr.
L'Odyssée d'Antoine, par Raoul DE NA-
VERY. 1 vol. grand in-18 . . . . . 2 fr.
OEil-de-Feu, par Jules B. D'AURIAC (voir
Drames du Nouveau-Monde). 1 vol. in-
18 jésus. . . . . 2 fr.
Or et Misère, par MOLÉRI, 1 vol. grand
in-18 jésus. . . . . 2 fr. 50
Otto Gartner, roman intime, par Marin
DE LIVONNIÈRE. 3e édit. 1 vol. grand
in-18. . . . . 2 fr.

P

Paris pour les marins, par G. DE LA LAN-
DELLE, avec une lettre d'Alexandre
Dumas. 1 vol. . . . . 1 fr.
Le Parjure, par DEVOILLE. 1 vol. gr. in-18. 2 fr.
Le Paysan soldat, par le même. 1 vol.
grand in-18 . . . . 2 fr.
Les Pieds fourchus, par Jules B. D'AURIAC

(voir *Drames du Nouveau-Monde*).
1 vol. . . . . 2 fr.

Pigeon vole, Aventures en l'air. — *Avia-tion*, par G. DE LA LANDELLE. 1 vol.
illustré, grand in-18 jésus . . . . . 3 fr. 50

Les Pionniers, par Fenimore COOPER.
Traduction nouvelle, édit. corrigée.
1 vol. grand in-18. . . . . 2 fr.

La Prisonnière de la Tour, par DEVOILLE.
Nouvelle édition. 1 vol. grand in-18 . 2 fr.

Les Prisonniers de la Terreur, par le
même. Nouvelle éd. 1 vol. grand in-18. 2 fr.

Le Proscrit, par le même. Nouvelle édit.
1 vol. grand in-18 . . . . 2 fr.

La Pupille du Docteur, par G. D'É-THAMPES. 2ᵉ édition. 1 vol. . . . . . 2 fr. 50

Q

Quarante vérités dites à la cour de Tu-rin, par Étienne SAN POL. 1 vol. grand
in-18 jésus. . . . . 3 fr.

Les Quarts de nuit, contes et récits d'un
navigateur, par G. DE LA LANDELLE. 5ᵉ
édition. 1 vol. grand in-18. . . . . 2 fr.

Quatrièmes Quarts de nuit, tablettes na-vales, par G. DE LA LANDELLE. 1 vol.
grand in-18. . . . . 2 fr.

R

Rayon-de-Soleil, par J. B. D'AURIAC (voir
Drames du Nouveau-Monde). 1 vol. . 2 fr.

Récits des Landes et des Grèves, par Théo-dore PAVIE. 1 vol. grand in-18 . . . 2 fr. 50

Récits devant l'âtre, par Émile RICHE-BOURG. 1 vol. grand in-18. . . . . . 2 fr. 50

Le Réfractaire, par Élie BERTHET. 1 vol. 2 fr. 50

Le Robinson suisse. Traduction nouvelle,
   1 vol. grand in-18 . . . . 2 fr.

S

Les Salons d'autrefois, souvenirs intimes,
   par Mme la comtesse DE BASSANVILLE.
   Préface de M. Louis ÉNAULT, 4 vol. . 10 fr

PREMIÈRE SÉRIE. — 6e édition.

**Madame la princesse de Vaudemont. —
Isabey. — Madame la comtesse de Rum
fort. — M. de Bourienne. 1 vol.**

DEUXIÈME SÉRIE. — 4e édition.

**La princesse Bagration. — La comtesse
Merlin. — Madame de Mirbel. — Madame
Campan, 1 vol.**

TROISIÈME SÉRIE. — 3e édition.

**Casimir Delavigne. — La marquise d'Os
mond. — Kalkbrenner. 1 vol.**

QUATRIÈME SÉRIE.

**La duchesse de Laviano. — Madame Bo
carl de Villeplaine. — Madame Orfila. —
Pradier. 1 vol.**

Chaque série se vend séparément . . . 2 fr. 50

Le Scalpeur des Ottawas, par Jules B.
   D'AURIAC (voir *Drames du Nouveau-
   Monde*). 1 vol. in-18 jésus. . . . . 2 fr.

Scènes de la vie intime, par Mme Dorothée
   DE BODEN. 1 vol. . . . . 2 fr. 50

Les Secrets de la plage, par J. PIZZETTA
   (*Bibliothèque de la Science Pittoresque*).
   1 vol. grand in-18 illustré de 83 gravures . . . . 1 fr.
   Franco par la poste, ... 1 fr. 20
Ouvrage couronné par la Société pour l'instruction élémentaire.

Le Siége de Paris, par DEVOILLE. Nouvelle édition. 1 vol. grand in-18 . . 2 fr.

Souvenirs de cinquante ans, par le
vicomte WALSH, avec une notice bio-
graphique. 2 vol. grand in-18 . . . 4 fr.

Souvenirs historiques, tirés des principaux monuments de Paris, par le même,
3e édition. 1 vol. grand in-18 . . . 2 fr.

Souvenirs d'une vieille culotte de peau.
Les étapes du père La Ramée. 2e édition. 1 vol. . . . . 1 fr.

Les femmes du Régiment. 1 vol. . . 1 fr.

Suez, histoire de la jonction des deux mers
par Élie SORIN. 1 vol. accompagné de
deux cartes et d'une superbe vue pano-
ramique en couleurs . . . . . . 2 fr.

Sur l'eau, à la Montagne, dans la plaine,
Feuillets d'herbier, par CH. DE FRAN-
CIOSI. 1 vol. petit in-8. . . . . . 2 fr. 50

T

Tableau poétique des Fêtes chrétiennes,
par le vicomte WALSH. Nouvelle édit.
1 vol. grand in-18 . . . . 2 fr.

Tableau poétique de la Foi, par le même.
Nouvelle édition. 3 vol. grand in-18 . 6 fr.

Tableau poétique des Sacrements, par le
même. Nouvelle édit. 2 vol. gr. in-18 4 fr.

Le Terroriste, par DEVOILLE. 1 vol. gr.
in-18. . . . . 2 fr.

Les Terres d'or, par Jules B. D'AURIAC
(voir *Drames du Nouveau-Monde*) 1 vol. 2 fr.

Le Trésor de la Maison, par la comtesse
DE BASSANVILLE. 2 vol. grand in-18. 4 fr.
Franco par la poste. . . . . . . 4 fr. 50

Première partie : *Guide des Femmes économes.*
1 volume. . . . . 2 fr.
Franco par la poste. . . . . . . 2 fr. 25

14

Deuxième partie : *Guides des mères de Fa-
    mille.* 1 volume . . . . 2 fr.
Franco par la poste. . . . . 2 fr. 25
Trois ans d'esclavage chez les Patagons.
    Récit de ma captivité, par A. GUINNARD.
    Un vol. avec carte et portrait gravé sur
    acier. 3e édit. . . . . 3 fr. 50
Troisièmes Quarts de nuit, contes d'un
    marin, par G. DE LA LANDELLE. 2e
    édit. 1 vol. grand in-18. . . . . . 2 fr.
Trois jeunes naturalistes, par le capi-
    taine MAYNE-REID, traduit par Allyre
    Bureau. 1 vol. grand in-18 . . . . 2 fr.
Le Tueur de daims, par Fenimore COOPER.
    Traduction nouvelle, édition corrigée.
    1 vol. grand in-18 . . . . 2 fr.

U

Une année de la vie d'une femme, par
    Mlle Zénaïde FLEURIOT. 2e édition.
    1 vol. grand in-18 . . . . 2 fr. 50
Une chaîne invisible, par Mlle Zénaïde
    FLEURIOT. 2e édition. 1 vol. gr. in-18. 2 fr. 50
Une chienne d'habitude, histoire d'un
    grognard d'eau salée, par G. DE LA
    LANDELLE. 1 vol. grand in-18 . . . 1 fr.
Un curé de campagne, par Hippolyte
    LANGLOIS. 1 vol. grand in-18. . . . 2 fr. 50
Un gentilhomme catholique, par Ch.
    D'HÉRICAULT. 1 vol. in-18. . . . . 2 fr.
Un médecin sous la Terreur, par Edmond
    LAFOND. 1 vol. grand in-18 . . . . 2 fr.
Un Rêve, par DEVOILLE. 1 vol. gr. in-18 2 fr.
Un Rêve de Bonheur, par Louis KERME-
    LEUC. 1 vol. grand in-18. . . . . 2 fr.
Un voyage à Pékin. Souvenirs de l'expé-
    dition de Chine, par G. DE KÉROULLÉE.
    1 vol. . . . . 2 fr. 50

V

La vie d'un brin d'herbe, par Jules MACÉ.
(*Bibliothèque de la Science Pittoresque*).
1 vol. grand in-18, illustré de 161 gr. 1 fr.
Franco par la poste, ... 1 fr. 25
Ouvrage couronné par la Société pour l'instruc-
tion élémentaire.

Voyage en Algérie, par POUJOULAT Nouvelle édition. 1 vol. grand in-18. . . 2 fr.

Voyage sous les flots, rédigé d'après le
journal de bord de « *l'Éclair* » par A.
ROGER. (*Bibliothèque de la Science Pittoresque*), 1 vol. in-18 jésus ill. de 22 gr. 1 fr.
Franco par la poste. . . . . . . 1 fr. 25
Ouvrage couronné par la Société pour l'instruction élémentaire.

Veillées Militaires, par BALLEYDIER.
Nouvelle édition. 1 vol. grand in-18 . . 2 fr.

Veillées de Famille, par le même. Nouvelle édition. 1 vol. grand in- 8. . . 2 fr.

Veillées Maritimes, par le même. Nouvelle édition. 1 vol. grand in-18. . . 2 fr.

Veillées du Peuple, par le même. Nouvelle édition. 1 vol. grand in-18. . . 2 fr.

Veillées de Vacances, par le même. Nouvelle édition. 1 vol. grand in-18. . . 2 fr.

Veillées du Presbytère, par le même. Nouvelle édition. 1 vol. grand in-18. . . 2 fr.

Vengeance ou une Scène au désert, par
DEVOILLE. Nouvelle éd. 2 vol. gr. in-18 4 fr.

Les Victimes, par le même. 2 vol. gr. in-18 4 fr.

Y

*Yvon le breton ou Souvenirs d'un soldat
des armées catholiques*, par le vicomte
WALSH. 2e édition. 1 vol. grand in-18. 2 fr.

www.ingramcontent.com/pod-product-compliance
Lightning Source LLC
Chambersburg PA
CBHW071628200326
41519CB00012BA/2208